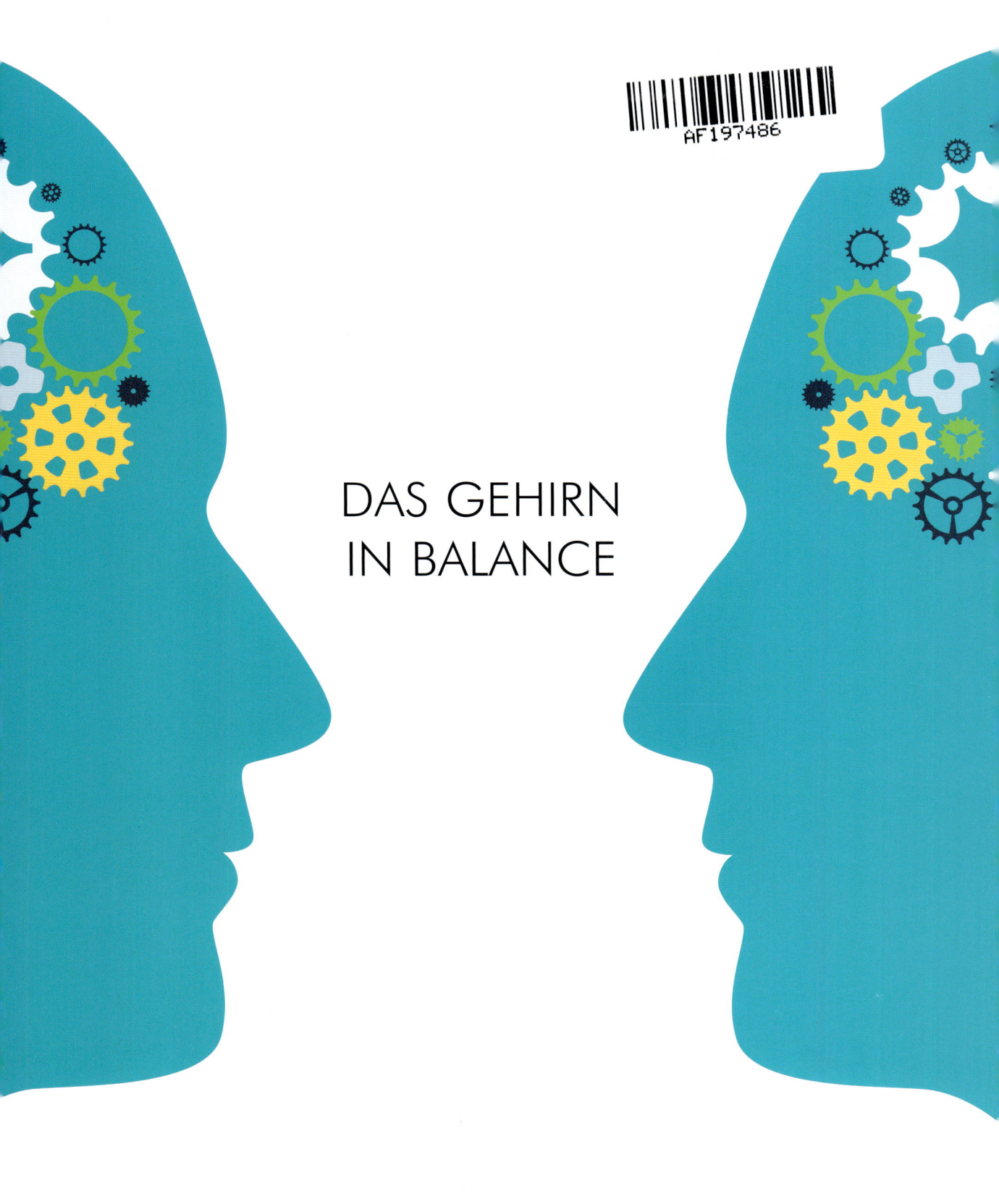

DAS GEHIRN
IN BALANCE

DAS GEHIRN IN BALANCE

TESTS UND TRAINING FÜR BEIDE GEHIRNHÄLFTEN

PHILIP CARTER
KEN RUSSELL

EINLEITUNG VON
GINNY SMITH

Librero

Die Originalausgabe erschien 2019 unter dem Titel:
Workout for a Balanced Brain

© 2019 Librero IBP (für die deutschsprachige Ausgabe)
Postbus 72, 5330 AB Kerkdriel, Niederlande

© 2018 The Quarto Group Inc.

Übersetzung: Martin Rometsch, Judith Muhr
Satz: Studio Spade

Printed in China

ISBN: 978-94-6359-179-9

Bei der Zusammenstellung der Texte und Abbildungen
wurde mit größer Sorgfalt vorgegangen. Trotzdem
können Fehler nicht vollständig ausgeschlossen werden.
Verlag und Autor können für fehlerhafte Angaben
und deren Folgen weder juristische noch irgendeine
Haftung übernehmen. Für Verbesserungsvorschläge und
Hinweise auf Fehler sind Verlag und Autor dankbar.

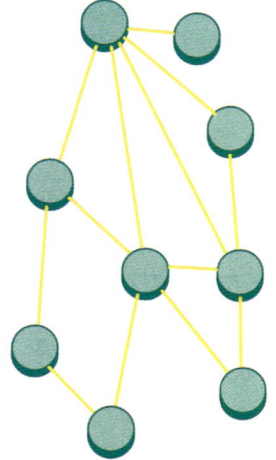

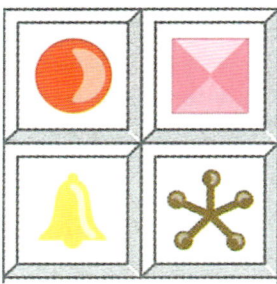

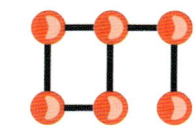

MIX
Papier aus verantwor-
tungsvollen Quellen
FSC® C008047
FSC
www.fsc.org

Inhalt

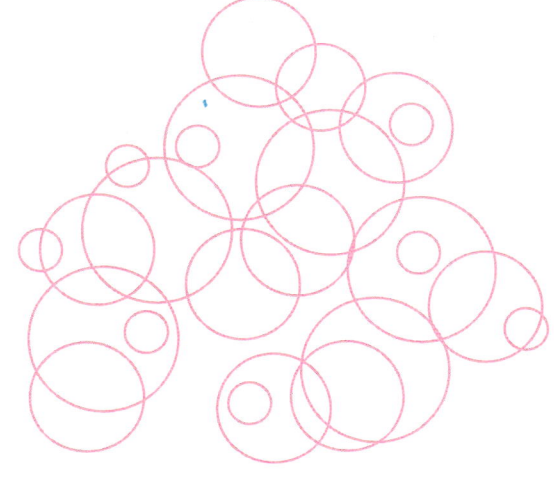

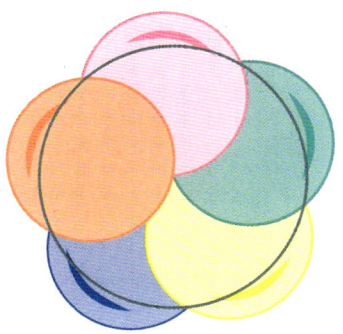

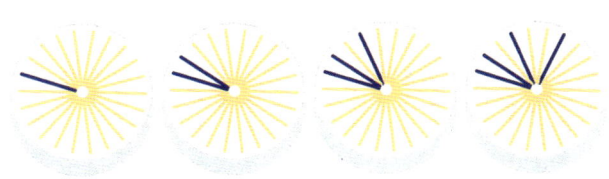

Vorwort

Die Neurowissenschaft ist eines der am schnellsten wachsenden Wissenschaftsgebiete, in dem täglich neue Entdeckungen gemacht werden. Es ist zwar noch zu früh, um viele dieser Entdeckungen in Anleitungen zur optimalen Nutzung des Gehirns umzusetzen, aber wir können bereits interessante Hinweise dazu zu erhalten, wie unser Gehirn funktioniert und was wir tun können, um es gesund zu halten. Durch die Kombination dieser neuen Wissenschaft mit Verhaltensstudien haben wir viel darüber erfahren, wie wir lernen, und wie sich dies im Laufe unseres Lebens ändert.

Dieses Buch enthält eine Vielzahl von Rätseln und Aufgaben, die Sie aus Ihrer Komfortzone herausführen und Ihr Gehirn herausfordern sollen. Der erste Abschnitt wird Ihnen helfen herauszufinden, wo Ihre Stärken und Schwächen liegen – sind Sie ein Zahlenwunder oder liegt Ihre besondere Stärke im Umgang mit der Sprache? Ein logisches Wunderkind oder ein Profi in der räumlichen Wahrnehmung? Jeder Mensch hat unterschiedliche Talente, und dieser Abschnitt wird Ihnen helfen, die eigenen Talente zu erkennen.

Sobald Sie dies abgeschlossen und Ihre Ergebnisse ausgearbeitet haben, können Sie zu Abschnitt 2 übergehen. Hier gibt es Rätsel, um jeden der fünf in Abschnitt 1 getesteten Wissensbereiche zu trainieren. Obwohl es sich lohnt, sie alle zu lösen, sind sie in verschiedene Gruppen aufgeteilt, sodass Sie sich gegebenenfalls auf Ihre schwächeren Bereiche konzentrieren können. Unser Gehirn lernt aus Erfahrung, je mehr Sie also jeden dieser Bereiche trainieren, desto stärker werden Sie darin. Denn die wiederholte Verwendung einer bestimmten Hirnbahn stärkt diese Bahn, und je stärker die Bahn, desto einfacher ist sie in der Zukunft zu verwenden. Hoffentlich werden auch Sie beim

Durcharbeiten dieses Buchs feststellen, dass Sie sich in den Bereichen verbessern, die Sie am schwierigsten findest. Das alte Sprichwort „Übung macht den Meister" gilt tatsächlich!

Um Ihr Gehirn während Ihres gesamten Lebens in der bestmöglichen Form zu halten, ist es wichtig, ihm die unterschiedlichsten Aufgaben zu geben. Verschiedene Aktivitäten nutzen unterschiedliche Bahnen im Gehirn, und in einigen Fällen sogar unterschiedliche Bereiche. Je mehr Vielfalt Sie Ihrem Gehirn bieten, desto mehr dieser Bahnen stärken Sie. Und ein Gehirn mit vielen starken Verbindungen scheint ein geringeres Risiko für Gedächtnisprobleme scheint bei zunehmendem Alter zu haben. Tatsächlich ist stetiges Lernen neben einer gesunden Ernährung, viel Bewegung und dem Verzicht auf Rauchen einer der größten Schutzfaktoren gegen Demenz.

Ein hohes Bildungsniveau in jungen Jahren ist ein Element davon, aber eine Person, die ihr Leben lang immer wieder neue Dinge lernt, scheint auch einem geringeren Risiko ausgesetzt zu sein. Und dabei muss es sich nicht um formales Lernen handeln. Selbst ein neues Hobby kann ausreichen, um das Gehirn auf eine andere Weise arbeiten zu lassen und es aktiv zu halten. Mit einer Bereitstellung von Übungen in einer Vielzahl von Bereichen zielt dieses Buch darauf ab, Ihrem Gehirn ein gründliches Training zu bieten, das möglicherweise Bahnen aktiviert und stärkt, die seit vielen Jahren nicht mehr genutzt wurden.

Ich kann zwar nicht versprechen, dass das Buch das Altern auf magische Weise unterbricht oder Ihr Gedächtnis unmittelbar verbessern wird, aber es kann Ihnen eine Vorstellung von Ihren Stärken und Schwächen in verschiedenen kognitiven Bereichen verschaffen und eine unterhaltsame Möglichkeit darstellen, Ihr Gehirn aktiv und motiviert zu halten. Ich hoffe, es wird Ihnen gefallen!

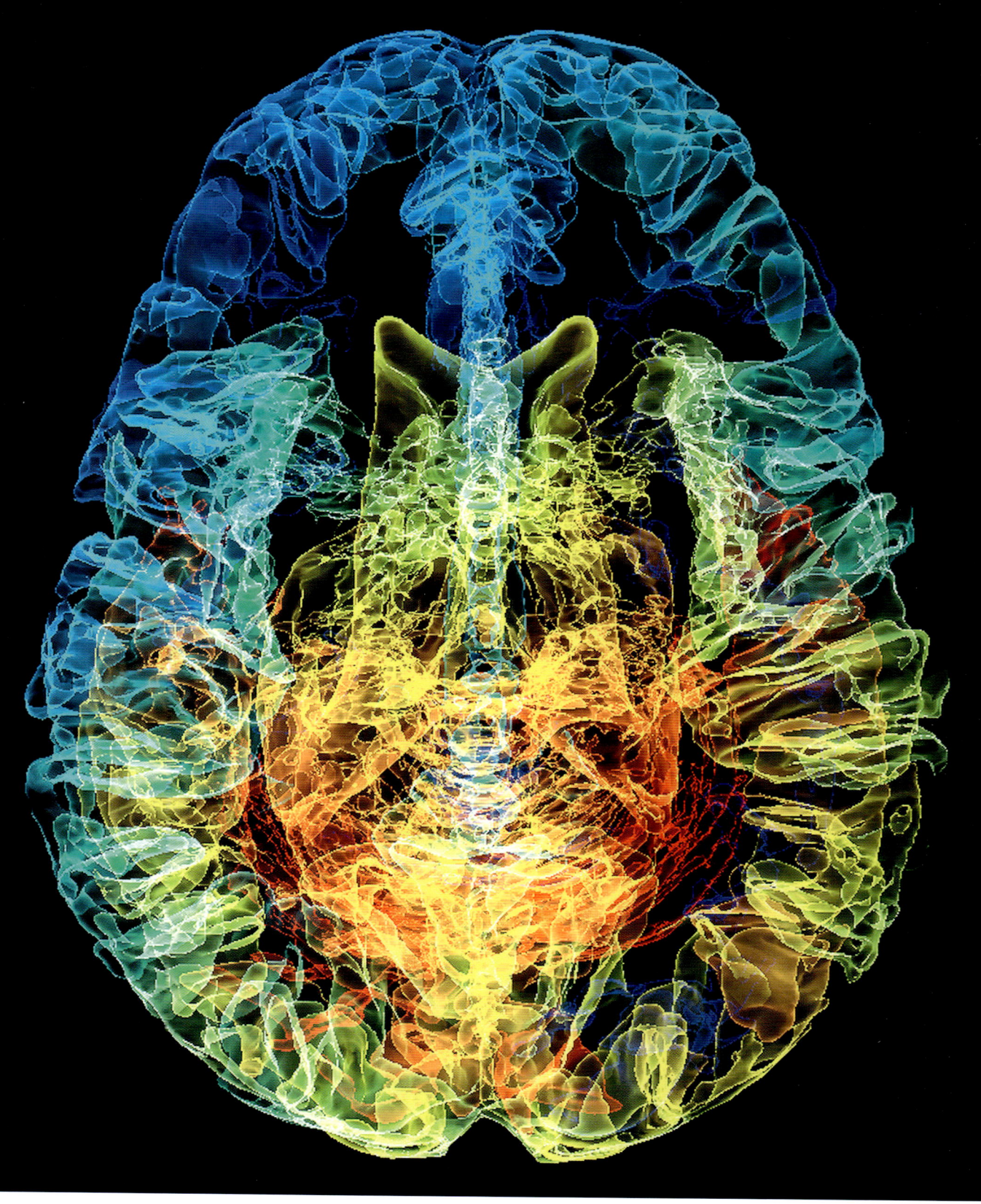

Das Gehirn – eine komplexe Maschine

Unser Gehirn, das aus über 74 Milliarden Nervenzellen oder Neuronen und einer ähnlichen Anzahl von Stützzellen besteht, ist für unsere Erfahrungen, Gefühle und Persönlichkeit verantwortlich. Die Wissenschaft fängt gerade erst an, seine Feinheiten zu verstehen, und es gibt noch viel zu erforschen. Die Ergebnisse aus der Neurowissenschaften zeigen uns jedoch, wie wir das Beste aus unserem Gehirn machen und es ein Leben lang gesund halten können.

Als Erwachsener sind Sie stolzer Besitzer eines völlig einzigartigen Gehirns – als Produkt der Gene, mit denen Sie geboren wurden, die seine ursprüngliche Entstehung geprägt haben, und der Erfahrungen, die Sie im Laufe Ihres bisherigen Lebens gemacht haben. Und Ihr Gehirn wird sich weiter verändern, wenn auch langsamer, bis zum Tag Ihres Todes. Das bedeutet, dass keine zwei Gehirne und damit auch keine zwei Menschen gleich sind. Wir alle haben unsere eigenen Vorlieben und Abneigungen sowie unsere individuellen Stärken und Schwächen: einige Leute können gewandt mit Worten umgehen, sind aber mit dem Nachzählen des Wechselgelds in einem Geschäft

Unser Gehirn ist ein komplexes Netzwerk aus Neuronen und Stützzellen, das sich im Laufe unseres Lebens verändert, wenn wir neue Dinge lernen und erleben.

völlig überfordert, während andere hervorragend im Kopfrechnen sind, aber selbst einfachste Tabellen nicht lesen können. Die Flexibilität unseres Gehirns bedeutet jedoch, dass Sie nicht auf diese Fähigkeiten beschränkt sind. Sie können sich in Dingen verbessern, die Sie herausfordernd finden, und der beste Weg, dies zu tun, ist es, zu üben!

Lernen im Gehirn

Wenn wir etwas Neues lernen, verändern wir tatsächlich die Struktur unseres Gehirns – neue Bahnen werden geschaffen oder bereits vorhandene Bahnen werden gestärkt. Nachrichten werden von Zellen, den sogenannten Neuronen, durch das Gehirn geschickt. Diese spezialisierten Zellen haben einen langen Abschnitt, das sogenannte Axon, entlang dessen sich elektrische Signale bewegen können, und mehrere fächerförmige Dendriten an jedem Ende, die sich mit vielen anderen

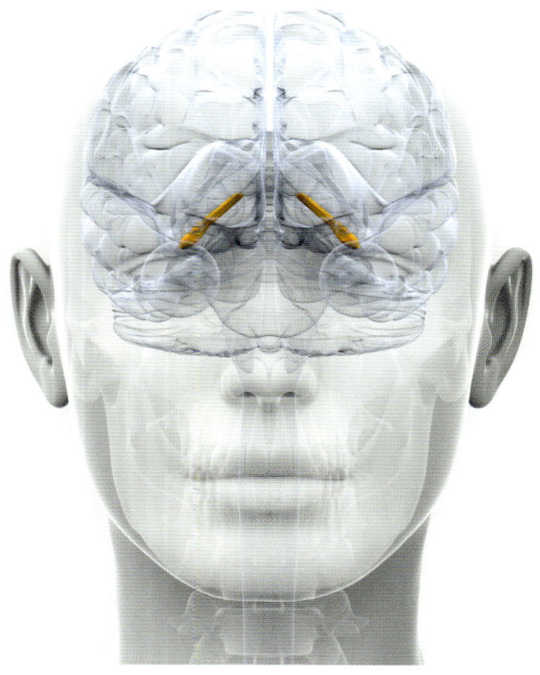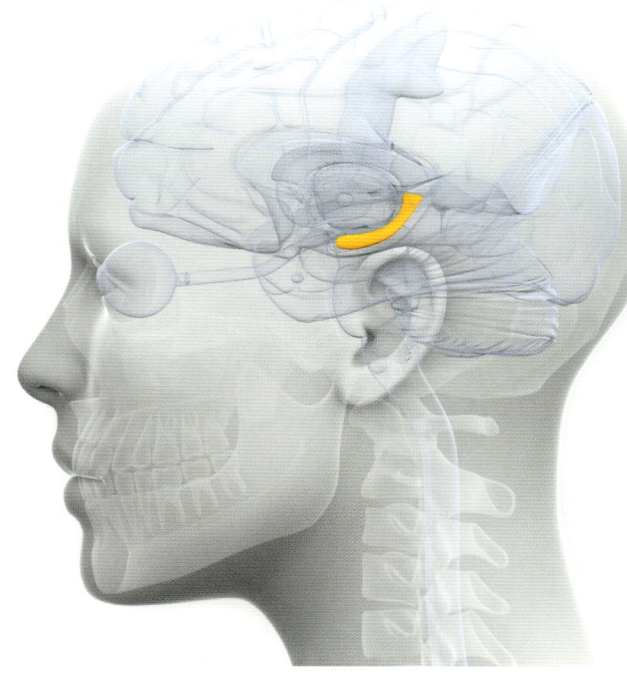

Der Hippocampus, der tief im Gehirn sitzt, ist wichtig, damit Informationen aus dem Kurzzeitgedächtnis in die Langzeitspeicher im Kortex gelangen.

Neuronen verbinden, um das dichte Netz der grauen Substanz zu bilden, die einen Großteil unseres Gehirns ausmacht. Das Axon besitzt eine äußere Schutzschicht aus Fett und Proteinen, die als Myelin oder weiße Substanz bekannt ist, und die dazu beiträgt, die Botschaften schneller und effizienter zu vermitteln.

Nachdem sich die Wissenschaft viele Jahre lang uneinig war, bewies die Erfindung der Elektronenmikroskope in den 1950er Jahren schließlich, dass die Dendriten eines Neurons nicht direkt mit den benachbarten verbunden sind. Stattdessen gibt es eine kleine Lücke zwischen ihnen, die als Synapse bezeichnet

wird. Damit das Signal seine Reise fortsetzen kann, muss es diese Lücke zum nächsten Neuron überwinden. Es gibt verschiedene Arten von Synapsen im Gehirn, aber die am häufigsten vorkommenden verwendeten Chemikalien, sogenannte Neurotransmitter, um die Lücke zu überwinden. Sie werden vom ersten Neuron in die Synapse freigesetzt, wo sie sich verteilen und an Rezeptoren im zweiten Neuron binden. Wenn genügend davon gebunden ist, löst das zweite Neuron aus, und das Signal setzt seine Reise fort.

Diese Synapsen sind besonders wichtig für das Lernen. Wenn wir immer wieder dieselben Neuronenpaare aktivieren, also wenn Sie beispielsweise eine bestimmte Tätigkeit üben oder Informationen immer wieder wiederholen, werden die Synapsen gestärkt. Das erste (oder präsynaptische)

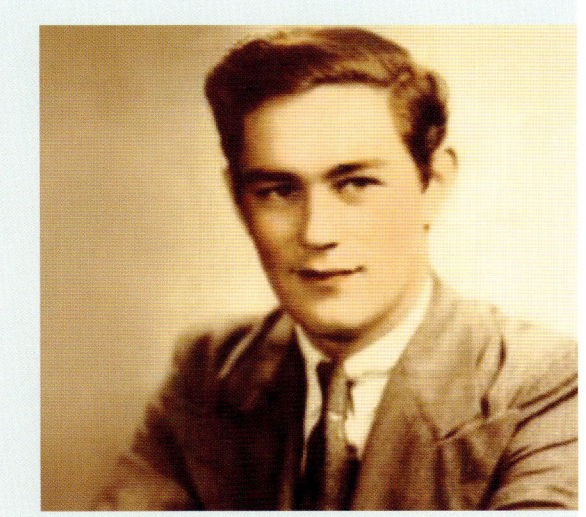

Neuron veranlasst die Freisetzung von mehr Neurotransmittern, wenn das Signal es erreicht, und am zweiten wachsen mehr Rezeptoren. Das bedeutet, dass es viel kürzer dauert, bis das Signal die Synapse durchquert (stellen Sie sich ein Fußballspiel mit mehreren Bällen und mehreren Toren vor, womit es wesentlich einfacher wird, ein Tor zu schießen). Deshalb kann so etwas wie Fahrradfahren oder Autofahren, das beim ersten Versuch unglaublich komplex erscheint, schnell so einfach werden, dass man nicht darüber nachdenken muss, da die beteiligten neuronalen Bahnen mit der Zeit viel effizienter werden.

Wenn diese gepaarte Aktivierung oft genug wiederholt wird, kann sie zum Wachstum neuer Dendriten führen, die die beiden Neuronen über neue Synapsen

Henry Molaison, bis zu seinem Tod im Jahr 2008 unter dem Namen HM bekannt, litt ab dem Alter von 7 Jahren an Epilepsie. Seine Anfälle verschlimmerten sich mit zunehmender Kindheit und die Behandlung zeigte keine Wirkung. Mit 27 Jahren stimmte Henry einer Extremtherapie zu: der vollständigen Entfernung der Hirnteile, die die Anfälle verursachen – in seinem Fall Abschnitte des medialen Temporallappens auf beiden Seiten seines Gehirns, eines Bereichs, der auch den Hippocampus umfasst.

Diese experimentelle Operation war zwar erfolgreich, was die Kontrolle über die Epilepsie von HM betraf, hinterließ aber auch eine schwere Form der Amnesie. Als er nach der Operation aufwachte, erinnerte er sich an seine Kindheit, hatte aber Erinnerungen an einige Jahre vor der Operation verloren. Diese kehrten nie zurück, und es wurde bald klar, dass er neue Erinnerungen nur ein paar Sekunden behalten konnte.

Dies war der erste Hinweis darauf, dass der Hippocampus für die Bildung des Langzeitgedächtnisses von entscheidender Bedeutung ist, obwohl HM immer noch neue Fähigkeiten erlernen konnte – die sich bei verschiedenen Aufgaben allmählich verbesserten, obwohl er keine Erinnerung daran hat, sie jemals ausgeübt zu haben. Damit konnte verdeutlicht werden, dass verschiedene Arten von Gedächtnis unterschiedliche Hirnregionen betreffen.

verbinden und der Botschaft alternative Bahnen bieten und ihr helfen, noch schneller übertragen zu werden.

Erinnerungen speichern

Während Wissenschaftler bereits ziemlich gut verstehen, was auf zellulärer Ebene passiert, wenn wir etwas Neues lernen, ist der Prozess auf der Ebene des gesamten Gehirns etwas geheimnisvoller.

Damit wir uns merken können, was wir lernen, muss es vom Kurz- in das Langzeitgedächtnis übergehen, ein Prozess, an dem der Hippocampus tief im Inneren des Gehirns beteiligt ist.

Es wird angenommen, dass sich im Hippocampus durch die Schaffung und Stärkung von Verbindungen (wie oben beschrieben) zunächst eine neue Erinnerung bildet. Aber der Hippocampus ist ein kleiner Bereich des Gehirns und würde sich schnell füllen, wenn all unsere Erinnerungen für immer dort gespeichert würden. Deshalb wird die Erinnerung in den folgenden Wochen oder Monaten in den Kortex übertragen (die große, gefaltete Oberfläche des Gehirns), wo sie dauerhaft gespeichert werden kann. Dazu aktiviert der Hippocampus immer wieder vernetzte Regionen des Kortex – in unterschiedlichen Kombinationen für jede Gedächtnisart – und bindet die Erinnerung in diese Verbindungen ein.

Neuere Studien deuten darauf hin, dass sich die Erinnerung im Kortex tatsächlich zur gleichen Zeit bildet und durch die wiederholte Aktivierung „reift".

Wir wissen jedoch sicher, dass, wenn der Hippocampus beschädigt wird, die Speicherung neuer Langzeiterinnerungen unmöglich wird.

Schlaf und Gedächtnis

Schlaf ist wichtig für die Gedächtnisbildung. Das Gehirn kann nur dann neue Informationen speichern, wenn Sie genügend schlafen.

Der Schlaf nach dem Lernen ist genauso wichtig, um sicherzustellen, dass Sie die Informationen behalten. Dies könnte einfach daran liegen, dass der Schlaf die Bildung neuer Erinnerungen verhindert, die die alten stören könnten. Aber die Wissenschaftler sind heute der Meinung, dass der Schlaf einen aktiveren Nutzen bringt.

Während des Schlafes geht der Hippocampus an die Arbeit und überträgt (oder reift) das Zellennetz in der Rinde, wo das Gedächtnis langfristig gespeichert wird. Während dieses Prozesses wird auch der „Kern" der Informationen extrahiert, d. h. sie können effizienter gespeichert und mit Informationen angereichert werden, die das Gehirn bereits gesammelt hat.

Auch wenn die Mechanismen noch nicht klar sind, haben eine Vielzahl von Verhaltensstudien gezeigt, dass Schlaf enorme Vorteile für Gedächtnis und Lernen hat. Es ist zum Beispiel besser, eine Stunde

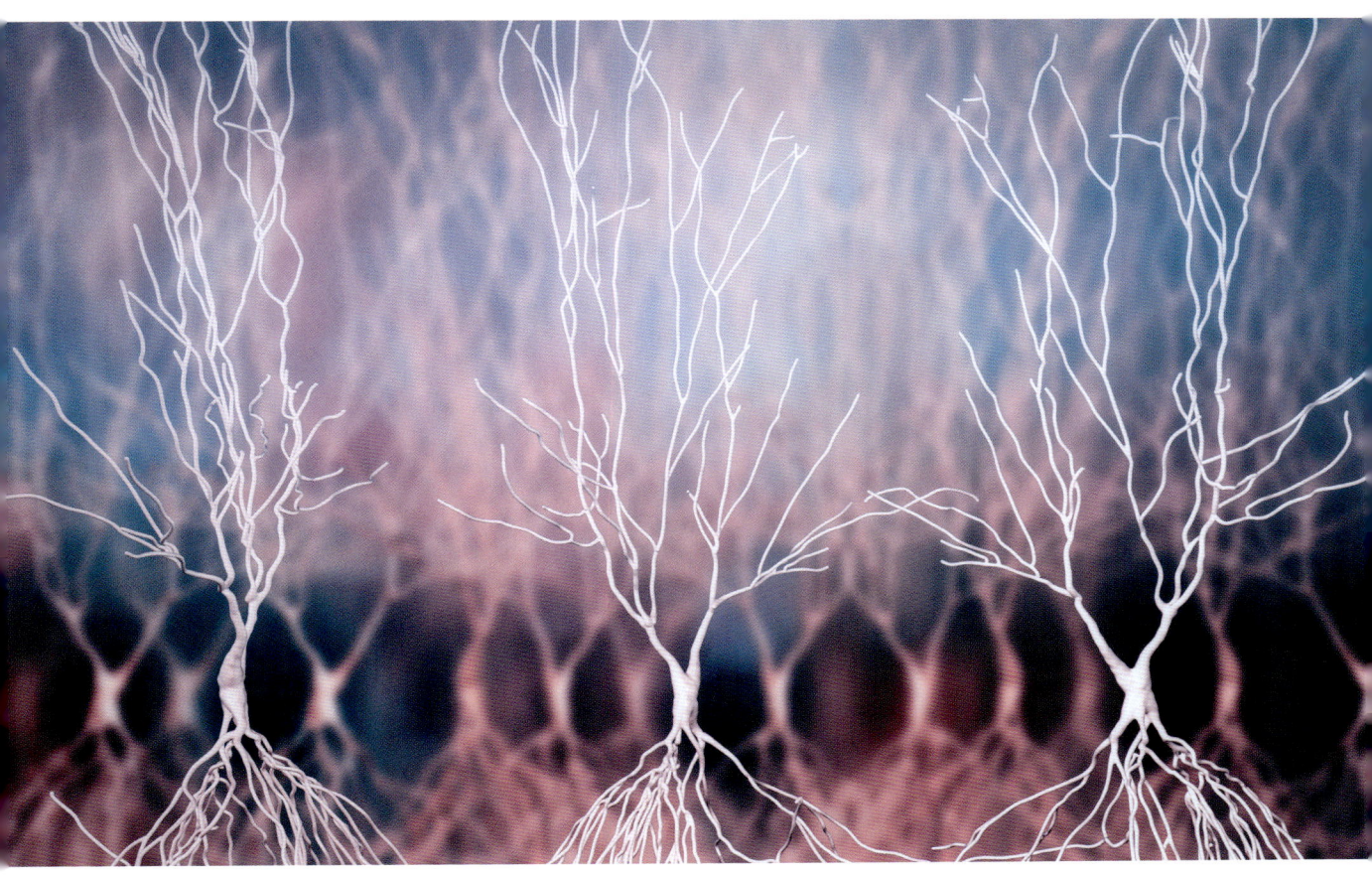

zu lernen, bevor man ein zweistündiges Nickerchen macht, als drei Stunden zu lernen – so tun sich Generationen von Studenten, die die ganze Nacht für die große Prüfung pauken, keinen Gefallen! Und Wissenschaftler arbeiten an Methoden, wie Sie den Nutzen des Schlafes für das Lernen und die Erinnerung steigern können. Zum Beispiel deuten aktuelle Erkenntnisse darauf hin, dass Sie in der Lage sein könnten, auszuwählen, welche Erinnerungen Ihr Gehirn über Nacht bearbeitet, indem Sie die gleichen Geräusche abspielen oder die gleichen Gerüche präsentieren, die beim Lernen der Informationen vorhanden waren. Es besteht die Hoffnung, dass in Zukunft einige dieser Techniken eingesetzt werden können, um Menschen mit Lernschwierigkeiten oder Gedächtnisproblemen aufgrund von Alterung oder Hirnverletzungen zu helfen.

Das in Entwicklung befindliche Gehirn

Unser Gehirn verändert sich unser ganzes Leben lang bis zu dem Tag, an dem wir sterben. Aber in jeder Phase unseres Lebens wird es auch auf unterschiedliche Fähigkeiten vorbereitet.

Embryo und Fötus

Das neuronale Gewebe eines Embryos entwickelt sich bereits wenige Wochen nach der Empfängnis, und etwa in der 6. bis 7. Woche formt es sich zu etwas, das als Gehirn erkennbar ist. Während dieser Zeit entstehen ständig neue Zellen, von denen sich einige zu Nervenzellen entwickeln. Bis zur 8. Woche bilden sich Synapsen zwischen den Nervenzellen, sodass sich der Fötus bewegen und einfache sensorische Inputs wie Berührung spüren kann. Nach etwa 18 Wochen beginnen die gebildeten Nerven mit der Beschichtung ihrer isolierenden Myelinschicht, wodurch es für die Signale einfacher wird, sie zu durchqueren. Nach sechs Monaten ist der Hirnstamm fast reif, steuert Reflexe wie Blinzeln, und der Fötus beginnt, Gehirnwellen zu zeigen, die an Schlaf und Wachzyklen erinnern. Während der Fötus sich weiter entwickelt, wächst sein Gehirn schnell, und der Kortex (die äußere Schicht des Gehirns) dehnt sich aus, wobei Rillen und Grate über seiner Oberfläche erscheinen. Auch die für die Motorik zuständigen Bereiche entwickeln sich in diesem Stadium rasant.

Dieser Prozess wird von Ihren Genen ausgelöst und kontrolliert, aber die Umgebung kann beeinflussen, wie er stattfindet. Wenn der Fötus nicht genügend Nährstoffe erhält, kann sich das Gehirn nicht normal entwickeln. Auch wenn die Mutter während der Schwangerschaft extremen Stress erfährt, kann dies die Art und Weise beeinflussen, wie sich das Gehirn des Fötus organisiert und so das zukünftige Verhalten einer Person verändern.

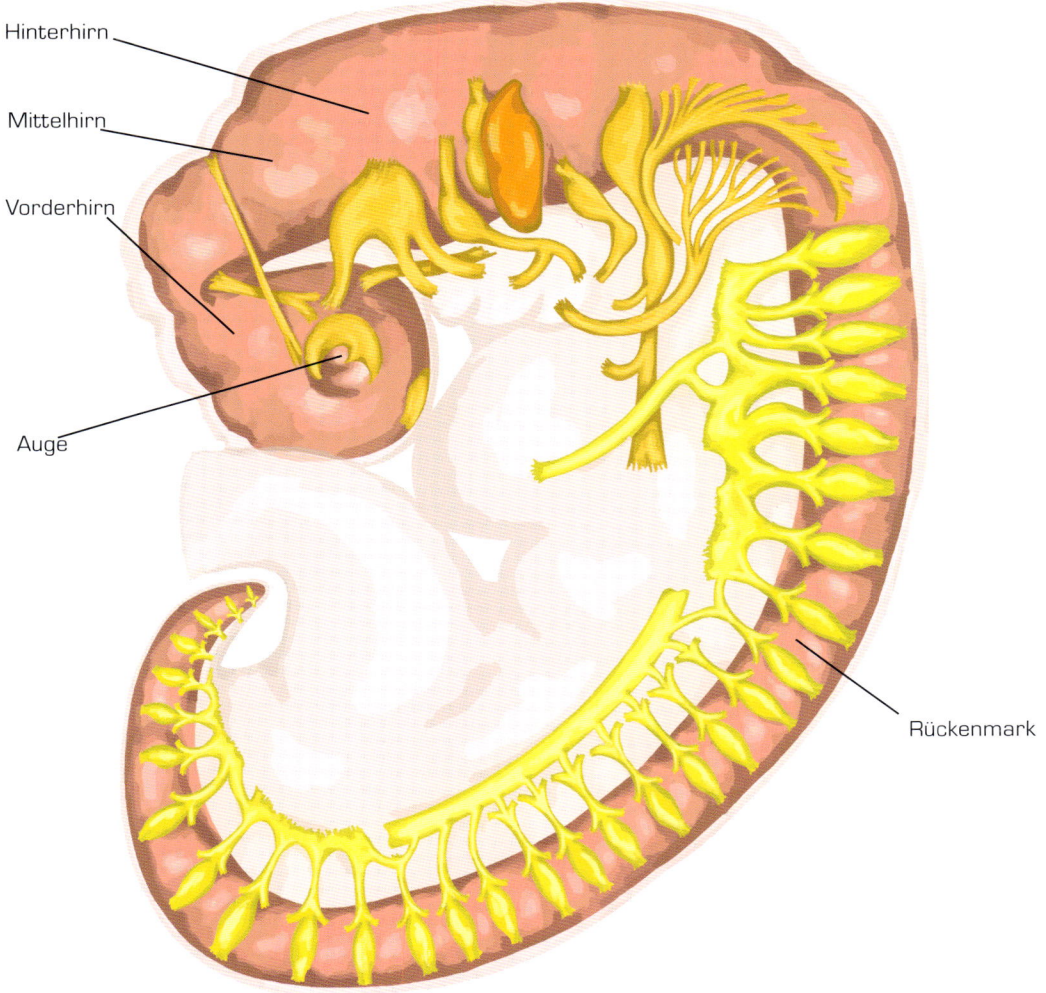

Hinterhirn

Mittelhirn

Vorderhirn

Auge

Rückenmark

Genau wie unser Körper verändert sich auch
unser Gehirn im Laufe unseres Lebens. Und diese
Veränderungen können sich darauf auswirken, wie
wir Informationen lernen und uns daran erinnern.

Geburt, Kleinkindalter und frühe Kindheit

Menschliche Säuglinge sind bei ihrer Geburt fast völlig hilflos. Trotz unseres großen Gehirns können unsere Babys nicht laufen, kommunizieren oder sogar besonders gut sehen. Im Vergleich zu einer neugeborenen Giraffe, die nach 30 Minuten stehen und nach weniger als einem Tag nach der Geburt laufen kann, scheinen wir einen großen Nachteil zu haben. Und das kann es sicherlich sein – ein menschliches Baby zum Beispiel würde nie wie die Nachkommen fast aller Fischarten alleine überleben können. Aber es verschafft uns auch einen ganz besonderen Vorteil. Da unser Gehirn bei der Geburt so unterentwickelt ist, kann es durch unsere Umgebung und Erfahrungen geprägt werden. Ein Löwenjunges, das in die Arktis gebracht wird, würde nicht überleben, da es sich zu einem Lebewesen an heißen, trockenen Orten entwickelt hat. Und das gilt für fast alle Tiere – sie haben sich an ihre Umgebung angepasst, und es würde viele Generationen dauern, bis sie sich an eine neue angepasst haben. Aber der Mensch ist anders. Ein Baby, das in den Tropen geboren, aber in Island aufgewachsen ist, hat kein Problem mit der Veränderung der Umwelt. Denn unser Gehirn ist so flexibel, dass wir lernen können, an vielen Orten zu leben und die Umwelt an unsere Bedürfnisse anzupassen, nicht umgekehrt. Es mag wie ein Fehler erscheinen, aber unsere Hilflosigkeit bei der Geburt ist eigentlich

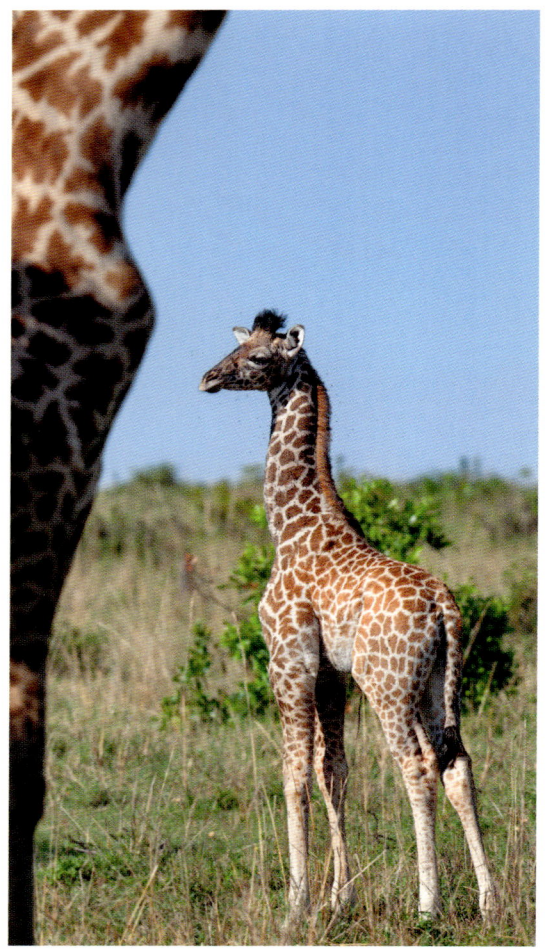

einer der Faktoren, die den Menschheit so erfolgreich gemacht haben.

Schon vor der Geburt kann ein Baby etwas über seine Umgebung erfahren, aber nach der Geburt beschleunigt sich dies schnell. Das Gehirn von Säuglingen ist enorm flexibel, wobei jede Sekunde mehr als 1 Million neuronaler Verbindungen entstehen. Deshalb scheinen Babys wie ein Schwamm neue Erfahrungen zu sammeln: Jedes neue Ereignis, dem sie begegnen, prägt diese rasante Expansion ihrer Gehirnnetze. Die Entwicklung des Gehirns Neugeborener

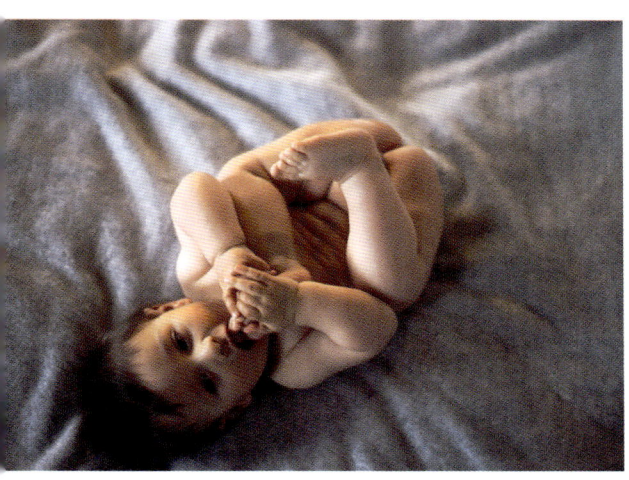

Im Vergleich zu anderen Tieren werden menschliche Säuglinge extrem hilflos geboren – aber so kann ihr flexibles Gehirn durch ihre Umgebung geformt werden.

folgt einem vorhersehbaren Muster, wobei einfache Fähigkeiten wie das Sehen und andere sensorische Verarbeitungen zuerst auftauchen und komplexere Prozesse länger dauern, bis sie reifen.

Ende des ersten Jahres hat sich das Gehirn des Säuglings bereits spezialisiert, und ungenutzte Verbindungen werden verworfen. Beispielsweise können Neugeborene die Laute beliebiger Sprachen unterscheiden. Aber da sie es in der Regel nur mit einer einzigen Sprache dauerhaft zu tun haben, verlieren sie diese Flexibilität irgendwann. Im Alter von einem Jahr beginnt ein Baby, das nur der deutschen Sprache ausgesetzt ist, die Fähigkeit zu verlieren, Klänge zu unterscheiden, die in der deutschen Sprache nicht verwendet werden. Tatsächlich ist das Sprachenlernen eine der ersten Fähigkeiten, die mit dem Alter immer schwieriger wird. Nach dem fünften Lebensjahr dauert es viel länger, bis man eine neue Sprache beherrscht, und es ist fast unmöglich, eine Fremdsprache ohne Akzent zu lernen, wenn man als Erwachsener beginnt.

Im Laufe der Kindheit wird das Gehirn auf das Lernen vorbereitet und bildet schnell und einfach neue Verbindungen. Im Alter von zwei bis drei Jahren hat das Gehirn eines Kindes doppelt so viele Synapsen wie das eines Erwachsenen, aber ab diesem Zeitpunkt beginnen sie, drastischer reduziert – oder zurückgeschnitten – zu werden. Während ein Kind wächst und seine Fähigkeiten übt, werden die verwendeten Verbindungen gestärkt, und das Gehirn beginnt, die nicht benötigten zu entfernen. Das steigert die Effizienz, was man deutlich erkennen kann, denn Fähigkeiten, die zuvor große Konzentration erforderten – vom Gehen über das Sprechen bis zum Radfahren –, werden zur Selbstverständlichkeit. Ein Ergebnis dieser verbesserten Effizienz ist eine kleine Einschränkung der Flexibilität, wobei jedoch das Entwicklungsmuster für verschiedene Bereiche des Gehirns und für unterschiedliche Fähigkeiten unterschiedlich ist.

Die Teenager-Jahre

Der Prozess des Zurückschneidens setzt sich während der gesamten Teenagerzeit fort. Während dieser Zeit wird das soziale Lernen immer wichtiger, da junge Menschen beginnen, mehr Zeit mit Gleichaltrigen und weniger mit ihrer Familie zu verbringen. Teenager sind sehr empfindlich gegenüber Belohnung und Ablehnung durch ihre Altersgenossen und spüren diese Erfahrungen viel tiefergehend als Erwachsene.

Zum Teil ist dies auf das Entwicklungsmuster im Gehirn zurückzuführen. Während ein Kind zu einem Jugendlichen heranwächst und neuronale Verbindungen weiter gestärkt oder zugeschnitten werden, verändert sich auch die weiße Substanz des Gehirns. Diese isolierende Beschichtung, die sogenannte Myelinschicht, bedeckt die Axone der Neuronen und ermöglicht es, Nachrichten effizienter durch das Gehirn zu senden. Das bedeutet, die Darstellung der weißen Substanz ist eine gute Möglichkeit, die Art und Weise zu visualisieren, wie ein Gehirn vernetzt ist. Die Entwicklung der weißen Substanz beginnt im ersten Lebensjahr und setzt sich während der gesamten Entwicklungsjahre und möglicherweise darüber hinaus fort.

Die Reihenfolge, in der sich die Hirnareale entwickeln, bedeutet, dass bis zum Erreichen der Teenagerjahre einige Teile des Gehirns – einschließlich der für die Sensorik und Motorik zuständigen Regionen, der Belohnungsbahnen und der

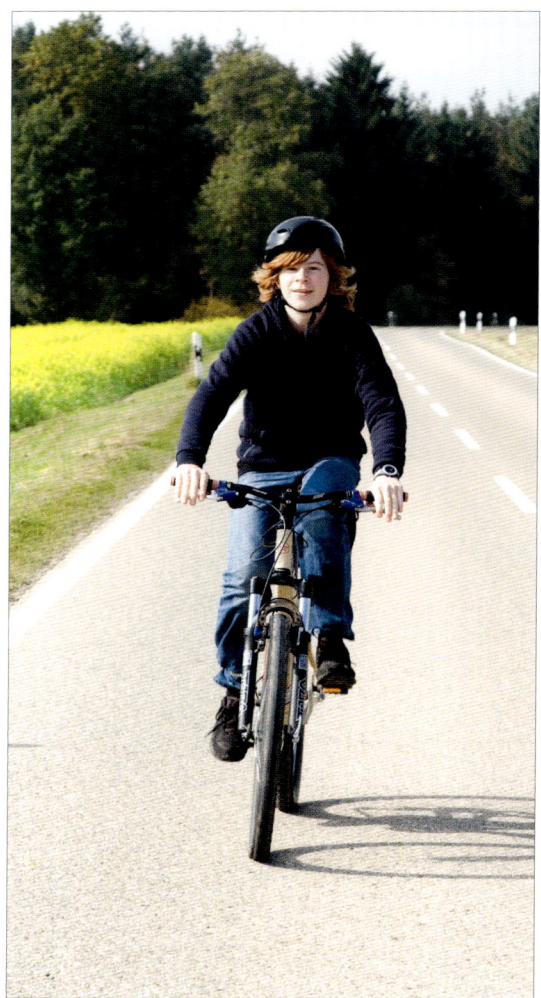

Radfahren ist schwierig, wenn man es lernt, wird aber bald zur zweiten Natur. Aber wenn Sie in Ihre Teenagerjahre kommen, kann das Radfahren zu langweilig erscheinen, und immer riskantere Aktivitäten werden verlockender sein.

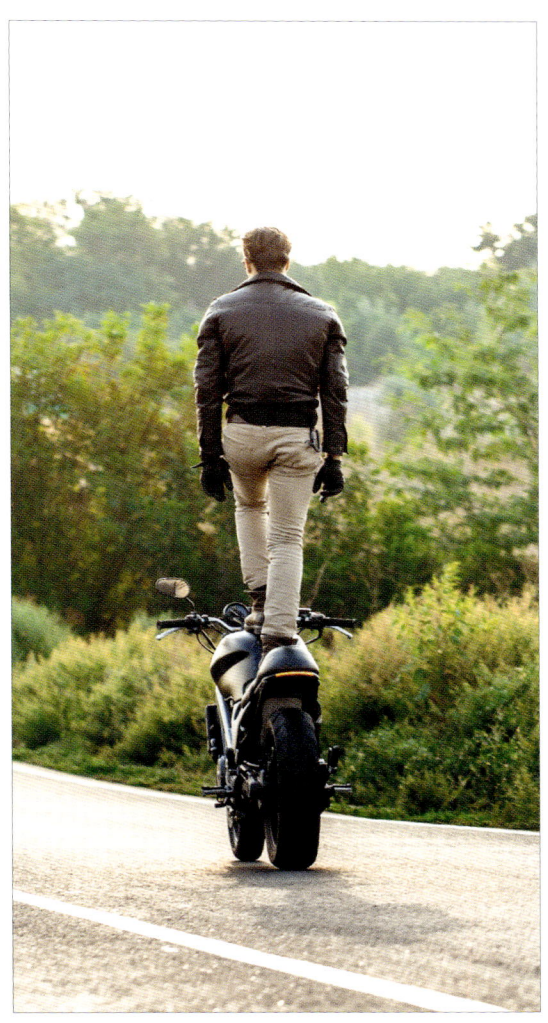

die Myelinisierung in diesem Bereich – verantwortlich für die kognitive Kontrolle, die es uns ermöglicht, Situationen zu beurteilen, für die Zukunft zu planen und unsere Emotionen zu kontrollieren – bis Anfang der zwanziger Jahre andauert. Dies kann erklären, warum Teenager oft bereit sind, mehr Risiken einzugehen, wenn sie nach Belohnungen suchen: Der Teil ihres Gehirns, der fragt: „Ist das eine gute Idee?", ist langsamer als bei Erwachsenen. Eine Analogie, die von vielen Forschern auf diesem Gebiet verwendet wird, ist, dass das Gehirn des Teenagers „wie ein schnelles Auto mit schlechten Bremsen" ist, obwohl dies sehr wahrscheinlich auch eine zu starke Vereinfachung ist.

Das jugendliche Gehirn wird auch durch seinen Mangel an Erfahrung behindert. Lässt man Erwachsene und Jugendliche eine soziale Situation beobachten und bittet sie, zu beurteilen, wie sich der Protagonist fühlt, werden sie diese unter Verwendung zum Teil derselben Gehirnregionen, aber vor allem auch anhand unterschiedlicherer Gehirnregionen bewerten. Die beteiligten Hirnareale deuten darauf hin, dass Erwachsene ihre bisherigen Erfahrungen und ihr Wissen über Situationen mehr nutzen, während die Teenager sich in der Situation vorstellen und simulieren müssen, wie sie sich fühlen würden – ein viel aufwändigerer Prozess.

emotionalen Bereiche – sehr gut entwickelt sind.

Einer der letzten Bereiche, der sich entwickelt, ist der präfrontale Kortex, direkt hinter der Stirn. Tatsächlich wird angenommen, dass das Zuschneiden und

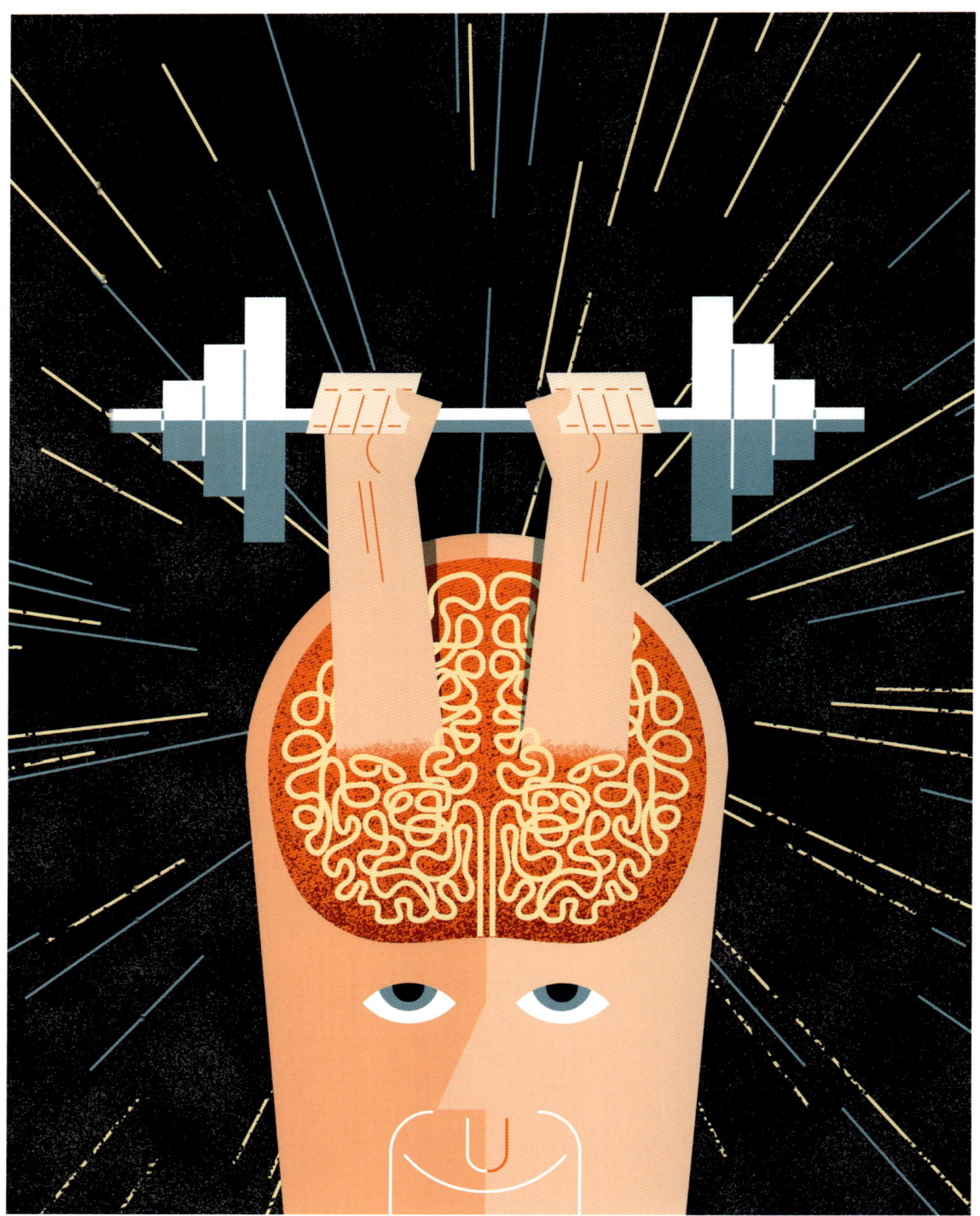

Erwachsenenalter

Lange Zeit glaubten die Wissenschaftler, die Entwicklung des Gehirns sei abgeschlossen, sobald man das Erwachsenenalter erreicht hat. Sie waren der Meinung, das flexible, formbare Gehirn der Kindheit sei bis zu diesem Zeitpunkt fixiert, und Veränderungen wären negativ. Ihrer Meinung nach konnten Neuronen absterben, aber es konnten keine neuen entstehen, und die Verbindungen waren feststehend. Heute wissen wir, dass dies weit von der Realität entfernt ist.

Während das erwachsene Gehirn stabiler ist als das Gehirn eines Kindes oder Teenagers, ist es immer noch formbar, sonst wäre es unmöglich, neue Dinge zu lernen, wenn man 20 Jahre alt ist. Tatsächlich verursacht das Lernen als Erwachsener immer noch große strukturelle Veränderungen im Gehirn. Beispielsweise zeigen Analphabeten, die lesen und schreiben lernen, eine erhöhte Aktivität in mehreren Hirnarealen, ebenso wie stärkere Verbindungen zwischen den am Sehvermögen und an der Bewegungskoordination beteiligten Bereichen. Aber diese Veränderungen dauern länger als bei Kindern, da erwachsene Gehirne mehr Input benötigen, bevor die Verbindungen gestärkt werden.

Es ist immer noch möglich, als Erwachsener das Gehirn zu verändern und neue Dinge zu lernen – es kann nur sein, dass mehr Übung notwendig ist!

Der Sitz der Sprache

Wenn Sie als Erwachsener je versucht haben, eine Fremdsprache zu lernen, oder wenn Sie gesehen haben, wie ein junger Mensch intuitiv eine neue Technologie begreift, mit der Sie seit Tagen zu kämpfen haben, kennen Sie das vielleicht. Wir wissen nicht genau, warum ein erwachsenes Gehirn weniger flexibel ist, aber es gibt Theorien dazu. Zum Beispiel glauben einige Wissenschaftler, dass die Schuld in den Konzentrationen der Gehirnchemikalien zu suchen ist, die sich mit zunehmendem Alter ändert, sodass es schwieriger wird, neue Verbindungen zu bilden, und so unser Lernen verlangsamt wird.

Insbesondere für die Sprache verfolgt man jedoch noch eine andere Vorstellung, nämlich dass unser präfrontaler Kortex, der für leitende Funktionen wie die Zukunftsplanung verantwortlich ist, das Problem darstellt. Wenn Kinder Sprache lernen, tun sie es intuitiv und extrahieren Regeln und Muster, indem sie einfach anderen zuhören. Es kann sein, dass unser präfrontaler Kortex, der erst in den Zwanzigern vollständig ausgereift ist, mit diesen Mechanismen konkurriert, was es uns erschwert, auf diese Weise zu lernen. Deshalb müssen den Erwachsenen die Regeln der Grammatik in Fremdsprachen explizit beigebracht werden, weil sie sie nicht implizit lernen können, wie Kinder das tun.

Es gibt jedoch nicht nur schlechte Nachrichten für erwachsene Lernende.

DER HIPPOCAMPUS DES TAXIFAHRERS

Einige der bekanntesten Studien zur Formbarkeit des Gehirns wurden an Londoner Taxifahrern durchgeführt. Um Fahrer eines schwarzen Taxis zu werden, muss man einen schwierigen Test bestehen, der als „The Knowledge" bekannt ist. Dieser fordert, dass zukünftige Taxifahrer die rund 25.000 Straßen im Zentrum Londons auswendig lernen und die Route zwischen all den Hunderten von Touristenattraktionen in der Region beschreiben können.

Im Jahr 2000 untersuchten die Forscher die Gehirne von Taxifahrern und fanden heraus, dass ihre hinteren Hippocampi, der Bereich des Gehirns, der am räumlichen Gedächtnis beteiligt ist, größer waren als bei der allgemeinen Bevölkerung. Sie fanden auch heraus, dass diejenigen, die bereits am längsten in dem Job arbeiten, die größten Unterschiede aufwiesen. Dies deutete darauf hin, dass das Lernen ihr Gehirn veränderte, obwohl es nicht bewiesen werden konnte – es hätte einfach sein können, dass Menschen mit größeren Hippocampi eher Taxifahrer wurden.

So begannen die Wissenschaftler einige Jahre später, eine Gruppe angehender Taxifahrern zu begleiten, während diese sich ihr Wissen aneigneten. Sie scannten die Gehirne der Teilnehmer zu Beginn sowie und in den drei bis vier Jahren, in denen sie lernten. Während es zu Beginn des Trainings keine Unterschiede zwischen den Cabby-Anwärtern und der Kontrollgruppe gab, waren am Ende Unterschiede in der Hälfte der Gruppe zu erkennen, die den Test tatsächlich bestanden hatte. Dieser direkte Beweis zeigte, dass sich unser Gehirn dramatisch verändern kann, wenn wir neue Dinge lernen.

Wir wissen jedoch nicht, wie diese Veränderungen zustande gekommen sind. Das größere Volumen in diesem Bereich könnte auf die Entstehung neuer Neuronen zurückzuführen sein, aber es könnte auch daran liegen, dass die dort vorhandenen Neuronen zunächst mehr Dendriten ausbildeten und dichter verbunden waren. Es könnte sogar sein, dass sich die Stützzellen in den betreffenden Bereichen vermehrt haben, aber das hat überhaupt nichts mit Neuronen zu tun! Interessanterweise hatte all diese Gedächtnisübung auch einen Nachteil: Die Fahrer, die sich qualifiziert hatten, nachdem sie „The Knowledge" erworben hatten, schnitten bei Tests des Gedächtnisses, bei denen es nicht um Londoner Sehenswürdigkeiten ging, tatsächlich schlechter ab. Dies kann darauf hindeuten, dass der Speicher eine endliche Ressource ist, und wenn man ihn mit so vielen Informationen über den Stadtplan von London füllt,

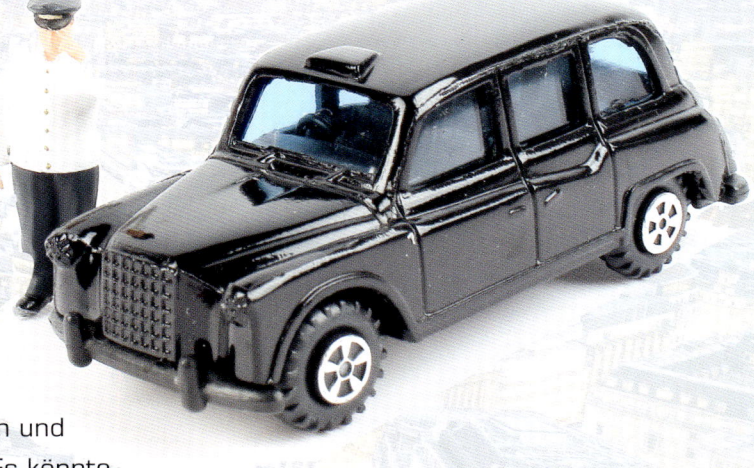

Wenn Taxifahrer den Stadtplan Londons lernen, nimmt ihr Hippocampus (eine Gehirnregion, die am Gedächtnis beteiligt ist) an Volumen zu.

bleibt weniger Platz für andere Arten von Aufgaben. Studien über pensionierte Taxifahrer haben gezeigt, dass ihr Gehirn viel mehr dem der Kontrollgruppe gleicht, sodass alle funktionellen und strukturellen Veränderungen, die in ihrem Gehirn aufgetreten sind, wieder rückgängig wurden, nachdem sie aufgehört hatten, „The Knowledge" täglich zu nutzen.

Kinder benötigen eine große Menge an Exposition, um Regeln implizit aus einer Sprache zu extrahieren. Erwachsene dagegen können ein einzelnes Beispiel oder eine Erklärung nutzen, um die Art und Weise zu ändern, wie sie etwas verstehen. Es mag viel Übung erfordern und sich wie harte Arbeit anfühlen, aber es ist möglich, eine Sprache, die man erst im Erwachsenenalter gelernt hat, fließend zu beherrschen – auch wenn man den Akzent nie ganz perfekt verbergen kann! Das erwachsene Gehirn ist also nicht ganz so sehr in seinen Bahnen gefangen, wie bisher angenommen. Tatsächlich glauben einige Wissenschaftler, dass es sogar möglich ist, neue Neuronen in bestimmten Bereichen des Gehirns zu züchten.

Das regenerierende Gehirn

In vielen verschiedenen Organen unseres Körpers finden sich Stammzellen, die neue Zellen produzieren, die helfen, Schäden zu reparieren und unser Gewebe funktionstüchtig zu halten. Lange Zeit wurde angenommen, dass es keine Stammzellen im Gehirn gibt. Das würde bedeuten, dass sich das Gehirn nach einem Schaden nur selbst reparieren kann, indem es neue Verbindungen herstellt – ein Austausch ganzer Zellen wäre einfach nicht möglich. Inzwischen gibt es jedoch Hinweise darauf, dass im olfaktorischen System Neuronen ersetzt werden können. Und erst kürzlich wurde entdeckt, dass Neuronen im Hippocampus, der tief im Gehirn vergraben ist, sich auch regenerieren können. Diese Feststellung ist jedoch immer noch umstritten: Während einige Studien darauf hindeuteten, dass im gesamten erwachsenen Gehirn langsam neue Neuronen entstehen können, haben andere keine Belege für diese Tatsache gefunden, selbst im Hippocampus.

Weitere Studien sind notwendig, um diese Ergebnisse zu klären, aber wenn im Laufe unseres Lebens neue Gehirnzellen entstehen – ein Prozess, der als Neurogenese bezeichnet wird –, gibt es vielleicht Möglichkeiten, dies zu unterstützen. Es könnte zur Behandlung verschiedener neurologischer Erkrankungen eingesetzt werden und vielleicht sogar dazu beitragen, dass wir alle die Rückgänge, die oft mit dem Alter einhergehen, abwehren können.

Altern

Wir hören oft, dass das Gehirn mit Mitte Zwanzig seinen Höhepunkt erreicht hat und anschließend alles bergab geht. Aber wie bei fast allem in der Neurowissenschaft ist es nicht ganz so einfach. Während die Geschwindigkeit der Verarbeitung und des Arbeitsgedächtnisses ziemlich früh abnimmt, können sich einige Fähigkeiten, wie z. B. Wortschatz und Allgemeinwissen, im Laufe der Zeit verbessern, und nehmen oft erst ab, wenn die Menschen ziemlich alt sind. Und während Ihr Gehirn mit zunehmendem Alter zwar weniger formbar wird, kann es sich dennoch ändern, sodass Sie Ihr ganzes Leben lang lernen

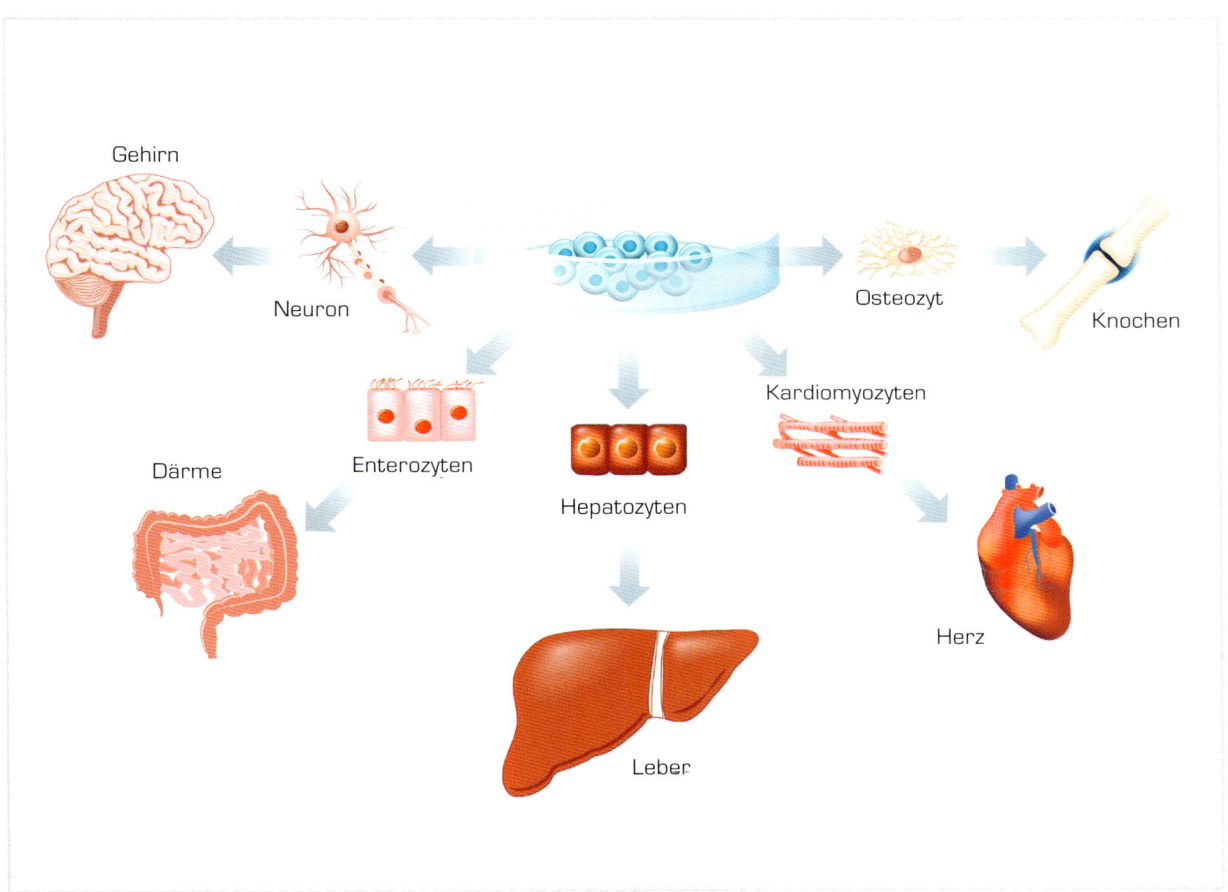

Gehirn

Neuron

Osteozyt

Knochen

Enterozyten

Kardiomyozyten

Därme

Hepatozyten

Herz

Leber

können, auch wenn Sie es vielleicht etwas schwieriger finden.

Wir wissen, dass verschiedene Arten von Gedächtnis mit unterschiedlicher Geschwindigkeit schwächer werden; das episodische Gedächtnis, das sich mit Ereignissen in Ihrem Leben beschäftigt,

Stammzellen sind unreif und können sich auf unbestimmte Zeit vermehren. Je nach Umgebung können sich einige zu verschiedenen Arten spezialisierter Zellen entwickeln, wie z. B. Neuronen oder Knochenzellen.

scheint am schnellsten abzunehmen, weshalb man so häufig vergisst, wohin man seinen Schlüssel gelegt hat. Je na Aufgabe und Methoden gelangen Experimente zu unterschiedlichen Ergebnissen: Einige stellen fest, dass das Gedächtnis in den zwanziger Jahren abzunehmen beginnt, während andere keine Probleme erkennen lassen, bis die Probanden in den sechziger Jahren sind.

Mit zunehmendem Alter nimmt unsere Fähigkeit, unsere Aufmerksamkeit zu richten, tendenziell ab, womit es schwieriger wird, neue Informationen überhaupt erst aufzunehmen, geschweige denn, sich später daran zu erinnern. Arbeitsgedächtnis, Verarbeitungsgeschwindigkeit und Aufmerksamkeit nehmen unterschiedlich schnell ab, auch abhängig vom Grad der Bildung in jungen Jahren. Dicht gepackte Synapsen schützen möglicherweise vor kognitiven Beeinträchtigungen.

Der Grund, warum Lernen und Gedächtnis mit dem Alter abnehmen, ist wahrscheinlich auf den Verlust von Neuronen zurückzuführen. Hirnscan-Studien zeigen, dass der Kortex mit zunehmendem Alter dünner wird und wichtige Regionen wie der Hippocampus schrumpfen.

Dieser Zelltod kann zum Teil auf eine verminderte Durchblutung des Gehirns zurückzuführen sein – deshalb ist es eine der besten Möglichkeiten, das alternde Gehirn zu schützen, das Herz gesund und die Arterien frei zu halten. Ein weiteres Problem kann die

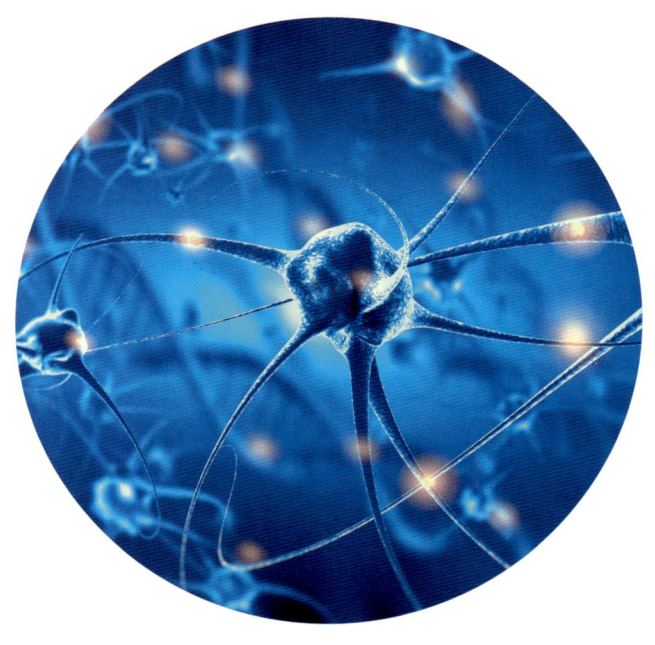

Im Alter können Neuronen im Gehirn absterben. Aber wenn Sie Ihr Gehirn ein Leben lang aktiv halten, kann dies verhindert werden.

Schwächung der Verbindungen zwischen den Neuronen sein. Der beste Weg, dem entgegenzuwirken, ist es, diese Verbindungen aktiv zu halten, indem man das Gehirn auf so viele verschiedene Arten wie möglich nutzt.

Neben den Neuronen im Gehirn verändert sich auch die isolierende weiße Substanz ein Leben lang. Im Gegensatz zur Abnahme der grauen Substanz, die bereits im frühen Erwachsenenalter beginnt, scheint die weiße Substanz bei den meisten Menschen erst dann deutlich abzunehmen, wenn sie in den 70er oder 80er Jahren sind. Es ist wahrscheinlich, dass dieser Verlust der Isolation auf den Fasern der Neuronen die Verarbeitungsgeschwindigkeit reduziert

NEUVERNETZUNG DES GEHIRNS

Die erstaunliche Fähigkeit des Gehirns, sich zu verändern und neu zu vernetzen, wird nach einer Hirnschädigung am deutlichsten. Bei einem Schlaganfall zum Beispiel wird der Blutfluss zu einer bestimmten Region des Gehirns unterbrochen, wodurch Gehirnzellen in dieser Region absterben. Die Größe und Position der Blockade bestimmt, wie groß der betroffene Bereich ist, und wo genau der Schaden entsteht. Dies wiederum bestimmt die Symptome. Befindet sich der betroffene Bereich in Gehirnbereichen, die für die Motorik zuständig sind, kann der Patient möglicherweise die Gehfähigkeit verlieren. Wenn Sprachregionen betroffen sind, kann er möglicherweise nicht sprechen. Aber oft sind diese Symptome nicht dauerhaft.

Eine Möglichkeit, wie das Gehirn versuchen kann, diese Schwierigkeiten zu überwinden, besteht nicht darin, dass sich die geschädigte Region selbst repariert – stattdessen bilden sich neue Verbindungen im Umfeld dieser Region, die es den Patienten ermöglichen, ihre verlorenen Fähigkeiten wieder zu erlernen. Man kann sich das Ganze wie einen Erdsturz unter einer Autobahn vorstellen. Der Verkehr kann die Straße nicht mehr benutzen und muss einen anderen Weg zu seinem Ziel nehmen. Dies kann bedeuten, dass man auf langsameren Bundesstraßen oder sogar Landstraßen fahren und eine weniger direkte Route wählen muss. Je größer die betroffene Fläche für die Autobahn ist, desto länger ist die Umleitung, und desto langsamer der Fortschritt. Aber wenn die Autobahn nicht reparierbar ist und die kleinen Straßen viel genutzt werden, werden bald (zumindest theoretisch!) diese Straßen ausgebaut und schließlich ein neuer Abschnitt Autobahn gebaut, der die Regionen verbindet, die den Erdsturz überlebt haben. Genau dies muss auch im Gehirn eines Schlaganfallpatienten passieren, deshalb ist die Rehabilitation ein langsamer und schwieriger Prozess.

Aber es gibt noch eine andere Möglichkeit. Studien haben ergeben, dass bei einer Schädigung eines Gehirnbereichs Notsignale ausgesendet werden, die die Produktionsgeschwindigkeit neuer Neuronen in Teilen des olfaktorischen Systems und im Hippocampus erhöhen. Ob diese beim Menschen in den geschädigten Bereich wandern und die alten, geschädigten Zellen ersetzen können, ist weniger klar. Aber es besteht die Hoffnung, dass durch ein besseres Verständnis dieses Prozesses eines Tages eine Form der Stammzelltherapie entwickelt werden könnte.

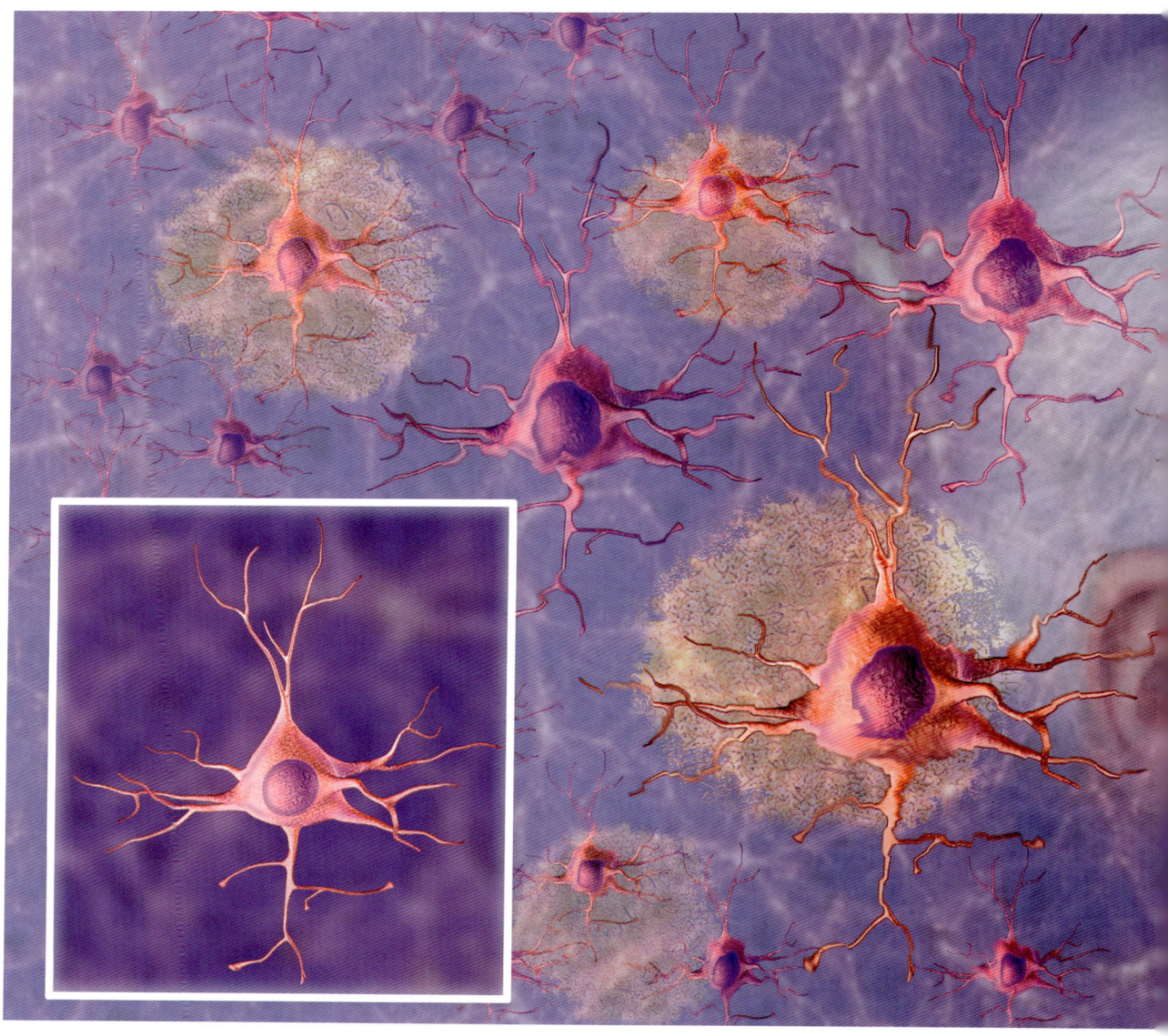

Nicht jeder Mensch zeigt mit zunehmendem Alter den gleichen Verlust an Neuronen, aber die Wissenschaftler wissen nicht, was es mit den „Super-Agern" auf sich hat, die davor geschützt sind.

– ein häufiges Problem bei älteren Menschen.

Interessanterweise scheinen einige Menschen vom Alter nicht so stark betroffen zu sein, wie die meisten anderen. In Gedächtnisaufgaben zeigen diese sogenannten „Super-Ager" Muster der Gehirnaktivität, die denjenigen der jüngeren Teilnehmer ähnlich sind.

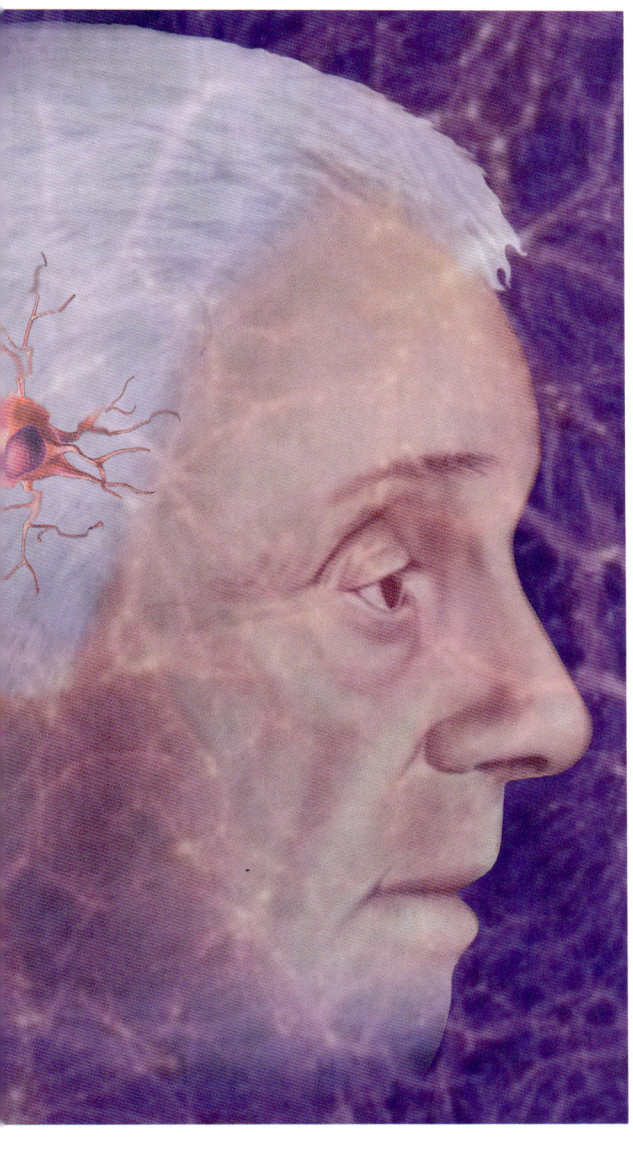

das Studium dieser Menschen mehr herausfinden und vielleicht einen Weg finden können, auch im späteren Leben bei klarem Verstand und gesund zu bleiben.

Trotzdem gibt es einige Vorteile beim Altern, auch für diejenigen von uns, die keine „Super-Ager" sind. Wenn Sie ins späte Mittelalter und darüber hinaus kommen, wird Ihr Gehirn tatsächlich besser darin, das Gesamtbild zu extrahieren und komplexe Entscheidungen zu treffen. Jahrelange Erfahrung kann Ihnen auch helfen, sich leichter in andere einzufühlen und schneller als eine jüngere Person Lösungen für große Probleme zu finden.

Hirnscans haben ergeben, dass ihr Gehirn nicht in gedächtnisbezogenen Hirnarealen schrumpft, wie bei den meisten älteren Menschen. Leider wissen wir noch nicht, warum einige Menschen vor kognitivem Verfall sicher zu sein scheinen, aber es ist wahrscheinlich, dass es zumindest teilweise auf ihre Gene zurückzuführen ist. Die Hoffnung besteht, dass wir durch

Gehirntraining

Es gibt viele ambitionierte Behauptungen von Entwicklern von Software und Aktivitäten für das Gehirntraining, dass nur wenige Übungsminuten pro Tag ausreichend seien, um Ihre Gehirnleistung in vielerlei Hinsicht zu steigern. Aber so schön sich das anhört, leider gibt es wenig Beweise für die meisten dieser Aussagen. Je mehr man eine bestimmte Aufgabe übt, desto besser wird man darin. Das stimmt zwar, führt aber häufig nicht zu einem konkreten realen Nutzen. Wenn Sie also üben, sich an Buchstabenlisten zu erinnern, heißt das noch lange nicht, dass Sie nicht mehr vergessen, wo Ihre Schlüssel liegen!

Aber das bedeutet nicht, dass wir unser Gehirn nicht trainieren sollten – im Gegenteil! Um Ihr Gehirn rundum in guter Form zu halten, müssen Sie es auf möglichst viele verschiedene Arten aktiv halten. Das heißt, statt jeden Tag ein Sudoku zu machen, ist es vielleicht besser, dies mit verschiedenen Arten von Rätseln zu kombinieren. Genau das machen wir in diesem Buch. Außerdem ist es wichtig, die Gehirnaktivität in Ihren Alltag zu integrieren, wie z. B. den Versuch, sich im Geschäft daran zu erinnern, was Sie einkaufen wollten, bevor Sie sich die Liste ansehen, oder eine Rechnung nachzuprüfen, bevor Sie Ihren Taschenrechner herausholen. Diese realen Aufgaben halten Ihr Gehirn auf Trab, stärken neuronale Verbindungen und

helfen, es robust und gesund zu halten. Selbst die Aufnahme eines neuen Hobbys, das verlangt, dass man sein Gehirn anders benutzt oder neue Umgebungen erlebt, kann von Vorteil sein.

Gehirnfähigkeiten sind wie Muskeln – je mehr man sie benutzt, desto stärker werden sie –, also wird es wahrscheinlich schlimmer, wenn man sein Gedächtnis weniger benutzt! Rückmeldungen, die zeigen, dass das Gedächtnis noch gut funktioniert, können ältere Erwachsene jedoch ermutigen, es weiterhin zu nutzen und hoffentlich für die Zukunft zu stärken.

Aber gibt es außer der größtmöglichen Nutzung des Gehirns noch etwas anderes, was Sie tun können, um den Rückgang während des Alterns zu verlangsamen?

Glücklicherweise ist die Antwort ja, und es ist derselbe Rat, den Sie erhalten,

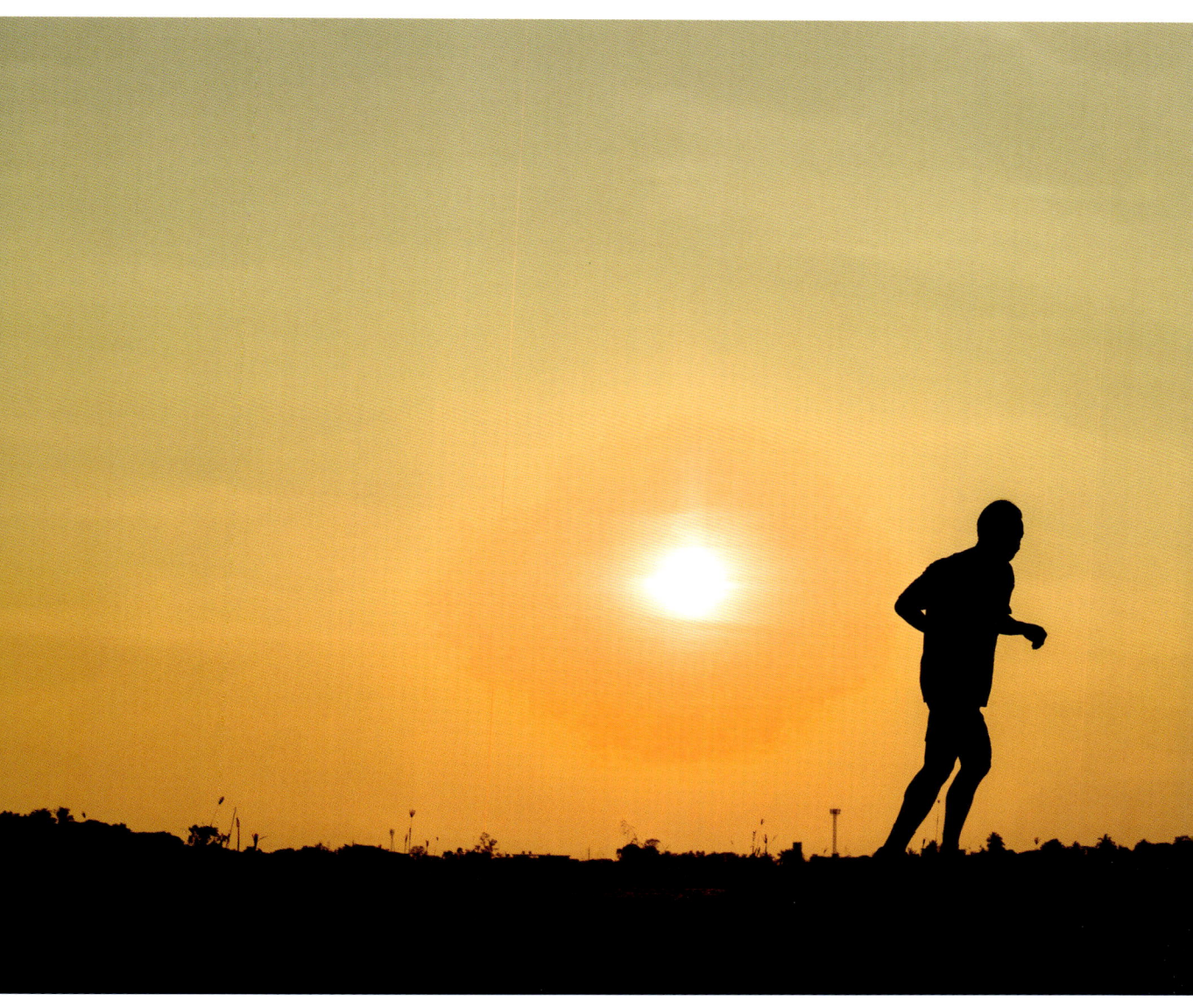

um Ihrem Körper zu helfen, gesund zu bleiben: gute Ernährung und regelmäßige Bewegung.

Um Ihr Gehirn im Alter gesund zu halten, ist es wichtig, sowohl geistig als auch körperlich aktiv zu bleiben.

Gesunde Ernährung für das Gehirn

Es kommt maßgeblich auf Ihre Ernährung an, wenn Sie Ihr Gehirn bei optimaler Leistung halten wollen. Glücklicherweise scheinen dieselben Diäten, die gut für das Herz sind, auch dem Gehirn zu helfen. Das kann daran liegen, dass der Blutfluss zum Gehirn so wichtig ist: Wenn Ihre Neuronen nicht genügend Sauerstoff bekommen, können sie nicht richtig funktionieren. Deshalb ist es wichtig, den Blutdruck unter Kontrolle zu halten. Die besten Diäten dafür scheinen mediterrane Diäten zu sein, die reich an Gemüse, Vollkorn und Fisch sind und wenig rotes Fleisch und verarbeitete Lebensmittel beinhalten, sowie die DASH-Diät, die darauf abzielt, den Blutdruck zu senken, indem sie sich auf Obst, Gemüse und Getreide konzentriert und den Gesamtfettverbrauch begrenzt.

Aber was tun Sie, wenn Sie Ihre Ernährung speziell auf die Förderung der Gehirngesundheit ausrichten wollen? Vor kurzem wurde ein Diätplan entwickelt, der genau dies macht. Er kombiniert Elemente aus der mediterranen und der DASH-Diät mit anderen Lebensmitteln, die sich als vorteilhaft für die Gesundheit des Gehirns erwiesen haben. Eine Langzeitstudie, die sich mit den Ernährungsgewohnheiten älterer Menschen und ihrer Gehirngesundheit über einen Zeitraum von fünf Jahren beschäftigt hat, hat ergeben, dass diejenigen, die sich am strengsten an diese Ernährung hielten, bei kognitiven Tests besser abschnitten und im Laufe der Studie mehr als 50 % weniger wahrscheinlich Alzheimer entwickelt haben.

Obwohl diese Diät keine Lebensmittelgruppen verbietet, schlägt sie acht Arten von Lebensmitteln vor, von denen wir mehr essen sollten, und fünf, deren Verzehr wir für eine optimale Gehirngesundheit begrenzen sollten. Beruhigend ist, dass es hier nicht um alles oder nichts geht. Je strenger Sie sich an die Diät halten, desto besser, aber selbst wenn Sie den einen oder anderen Ausrutscher haben, bietet eine gewisse Orientierung an den Vorgaben Vorteile. Und nachdem der jüngste Teilnehmer der Studie 58 und der älteste 98 war, ist es offenbar nie zu spät, seine Ernährung zum Besseren zu ändern!

Man muss jedoch berücksichtigen, dass die Studien zu dieser Ernährung

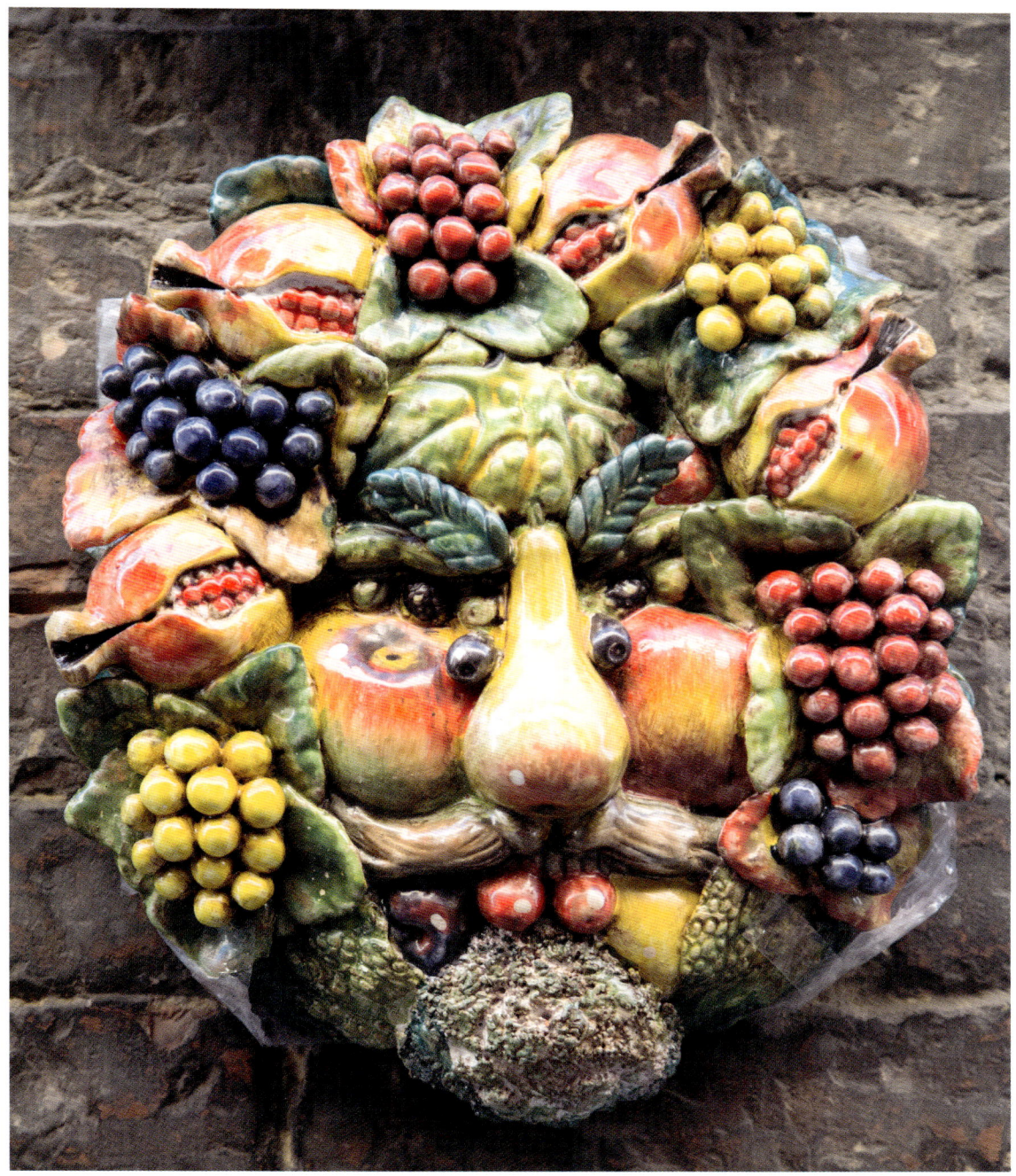

einfach die Menschen beobachtete und ihr Verhalten aufzeichnete. Das bedeutet, dass wir nicht sicher sein können, ob es die Ernährung allein war, die die Unterschiede in der kognitiven Leistungsfähigkeit bewirkt hat: Es könnte einen anderen Faktor

Die Nahrung, die Sie zu sich nehmen, kann die Gesundheit des Gehirns beeinflussen – eine Ernährung, die reich an Beeren, grünem Gemüse, Nüssen und Vollkorn ist, kann Ihnen helfen, ein gesundes Herz und ein gesundes Gehirn zu behalten.

DIE ERNÄHRUNGSREGELN FÜR DAS GEHIRN ... pro Woche

ESSEN SIE VIEL:

Grünes Blattgemüse. (6 Portionen pro Woche für die besten Ergebnisse!)

Anderes Gemüse (mindestens 1 pro Tag)

Nüsse (an fast allen Tagen)

Beeren (2 Portionen pro Woche).
Die Farbstoffe in Beeren und anderen lila/roten Früchten und Gemüse können helfen, ein schlechtes Gedächtnis zu verhindern oder zu verzögern.

Bohnen (3 Portionen pro Woche)

Vollkorn (3 Portionen pro Tage)

UND ETWAS:

Fisch (1 Portion pro Woche)

Geflügel
(2 Portionen pro Woche)

Wein
(aber nur 1 Glas pro Tag)

Als hauptsächlich zu verwendendes Öl/Fett wird Olivenöl empfohlen.

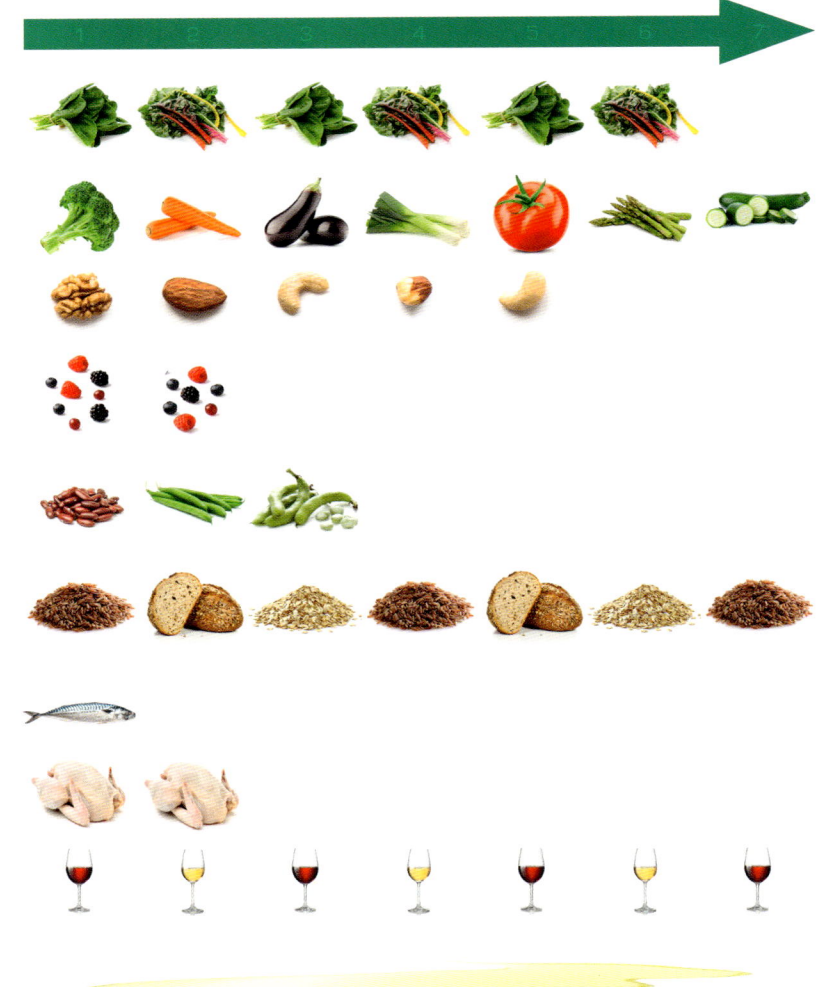

Sie sollten den Verzehr der folgenden ungesunden Lebensmittel reduzieren:

Rotes Fleisch (weniger als 4 Portionen pro Woche)

Butter und feste Margarine (weniger als 1 Esslöffel pro Tag)

Käse (weniger als 1 Portion pro Woche)

Gebäck und Süßigkeiten (weniger als 5 Portionen pro Woche)

Frittiertes/Fast Food (weniger als 1 Portion pro Woche)

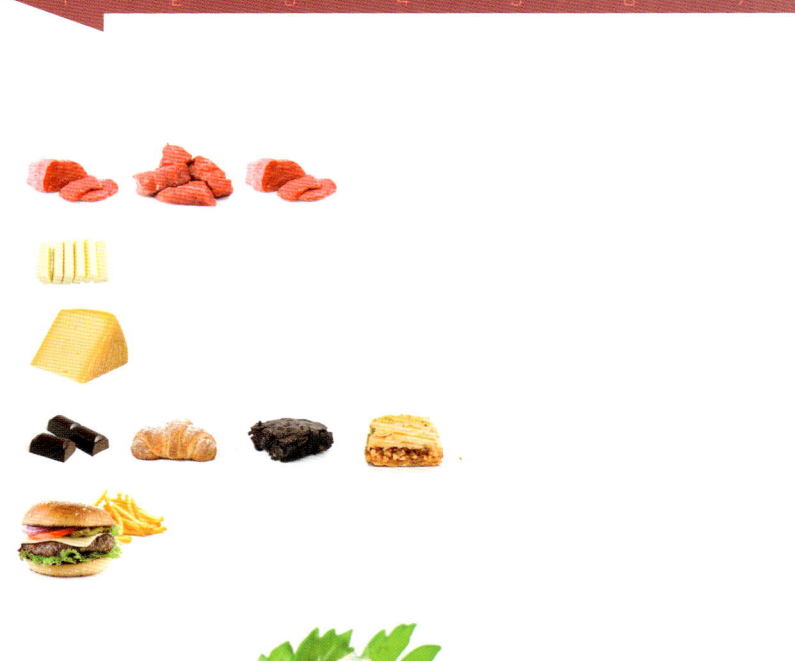

geben, der beides beeinflusst hat, oder es könnte sein, dass Menschen mit besserem Gedächtnis dazu neigen, besser zu essen! Bis eine Studie durchgeführt wurde, die die Ernährung der Menschen verändert, um die Auswirkungen zu erkennen, können wir nicht sicher sein, welche Vorteile diese spezielle Diät hat.

Aber das Ganze sieht sehr vielversprechend aus, und da diese Diät auch gesund für das Herz ist, kann sie zumindest nicht schädlich sein!

Wir wissen nicht genau, wie sich unsere Ernährung auf die Kognition auswirkt, aber es gibt viele verschiedene Möglichkeiten, die man sich vorstellen könnte.

Entzündungen sind die Reaktion des Körpers auf Schäden; sie sind in der Regel von kurzer Dauer und helfen dem Körper, Wunden zu heilen. Manchmal wird eine Entzündung jedoch chronisch, dann kann sie beginnen, Probleme zu verursachen. Entzündungen im Gehirn sind mit einer

Reihe von Krankheiten verbunden, von Depressionen bis hin zu Alzheimer, und es wird angenommen, dass Nahrung dabei eine Rolle spielen kann. Die Beweise beim Menschen sind begrenzt, aber Tierversuche deuten darauf hin, dass Ernährungsgewohnheiten mit hohem Gehalt an raffinierten Kohlenhydraten, Zucker und tierischen Fetten Entzündungen fördern können, sodass eine Reduzierung des Verzehrs dieser Lebensmittel von Vorteil sein könnte. Entzündungen werden manchmal durch Chemikalien verursacht, die als freie Radikale bezeichnet werden. Diese sind für verschiedene Prozesse in unserem Körper unverzichtbar, aber wenn wir zu viele haben, können sie Probleme verursachen. Antioxidantien in Lebensmitteln wie Obst und Gemüse können Entzündungen reduzieren, indem sie diese freien Radikale neutralisieren.

Wenn wir essen, oder auch nur an das Essen denken, wird vom Körper eine Reihe von Hormonen freigesetzt, von denen einige einen Einfluss auf unser Gehirn haben könnten. Zum Beispiel gibt es einige Hinweise darauf, dass das Hungerhormon Ghrelin die kognitiven Fähigkeiten verbessern kann. Sobald die Nahrung unseren Magen

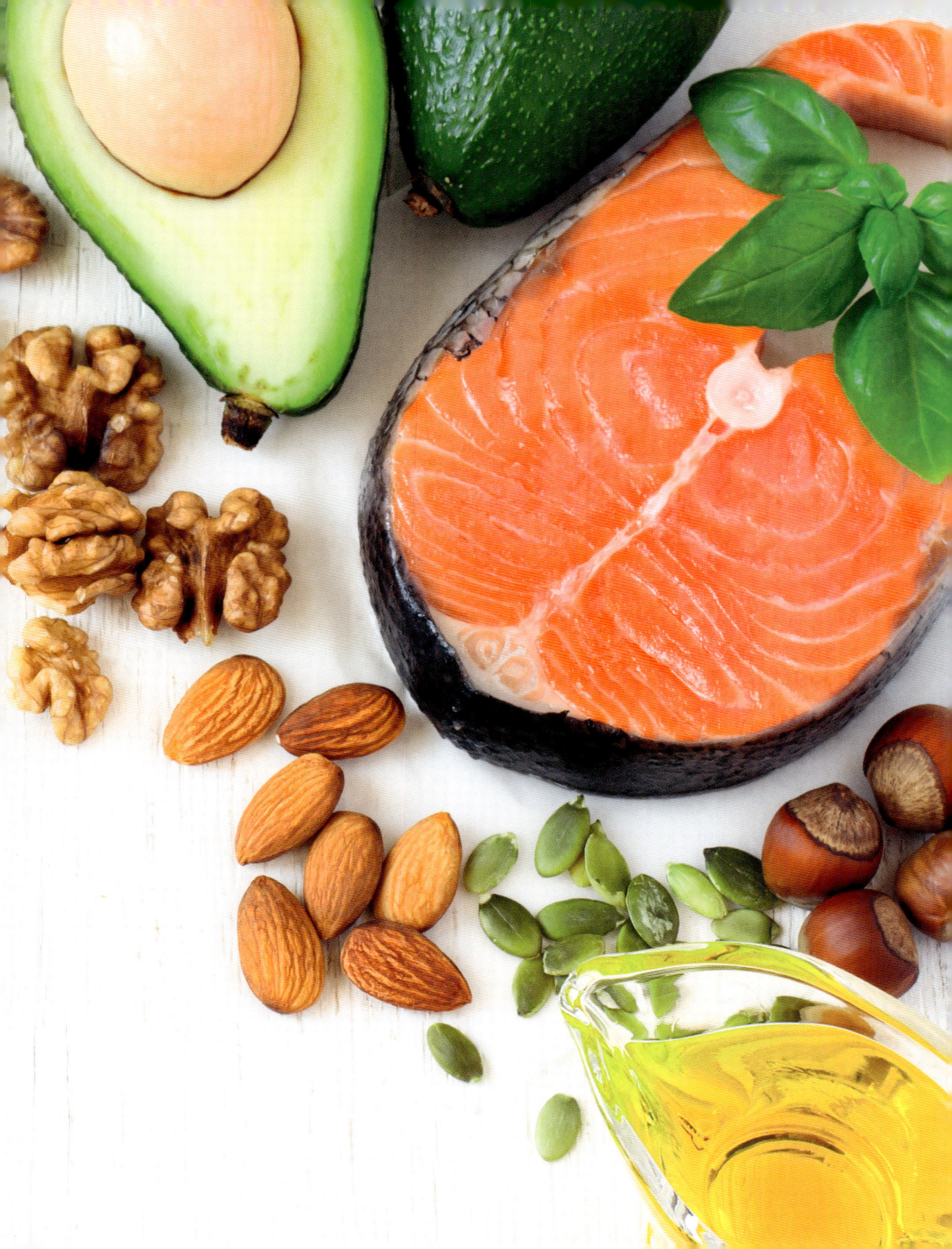

erreicht hat, besteht auch das Potenzial für eine direkte Interaktion mit dem Gehirn über den Vagusnerv, auch bekannt als die Darm-Hirn-Achse.

Und schließlich besteht die Möglichkeit, dass die Nährstoffe in der Nahrung die Funktion des Gehirns direkt beeinflussen; so werden beispielsweise Omega-3-Fettsäuren für die Membranen von Neuronen benötigt. Eine Omega-3-reiche Ernährung scheint das Lernen und das Gedächtnis zu fördern, vielleicht weil sie die Bildung neuer Synapsen und Dendriten erleichtert.

Im Gegensatz dazu scheinen Diäten mit viel Zucker und gesättigten Fettsäuren diese synaptische Formbarkeit zu reduzieren.

Übungen fürs gesunde Gehirn

Neben einer gesunden Ernährung und der Vermeidung des Rauchens – Raucher haben im Durchschnitt ein schlechteres Gedächtnis als Nichtraucher und entwickeln eher Alzheimer –, ist es wichtig, den Körper in Bewegung zu halten. Bewegung ist eines der besten Dinge, die Sie für Ihr Gehirn tun können. Menschen, die mehr Sport treiben, entwickeln weniger Hirnerkrankungen wie Alzheimer und Parkinson, sind aktiver und können sogar die Symptome von Alzheimer verlangsamen. Bei gesunden Menschen ist Bewegung auch für das Gedächtnis und die Kognition von Vorteil.

Aerobe Übungen helfen, weil sie den Blutfluss zum Gehirn verbessern, sowohl sofort als auch durch die Verzögerung der Verhärtung der Arterien, die häufig mit dem Alter einhergeht. Bereits eine

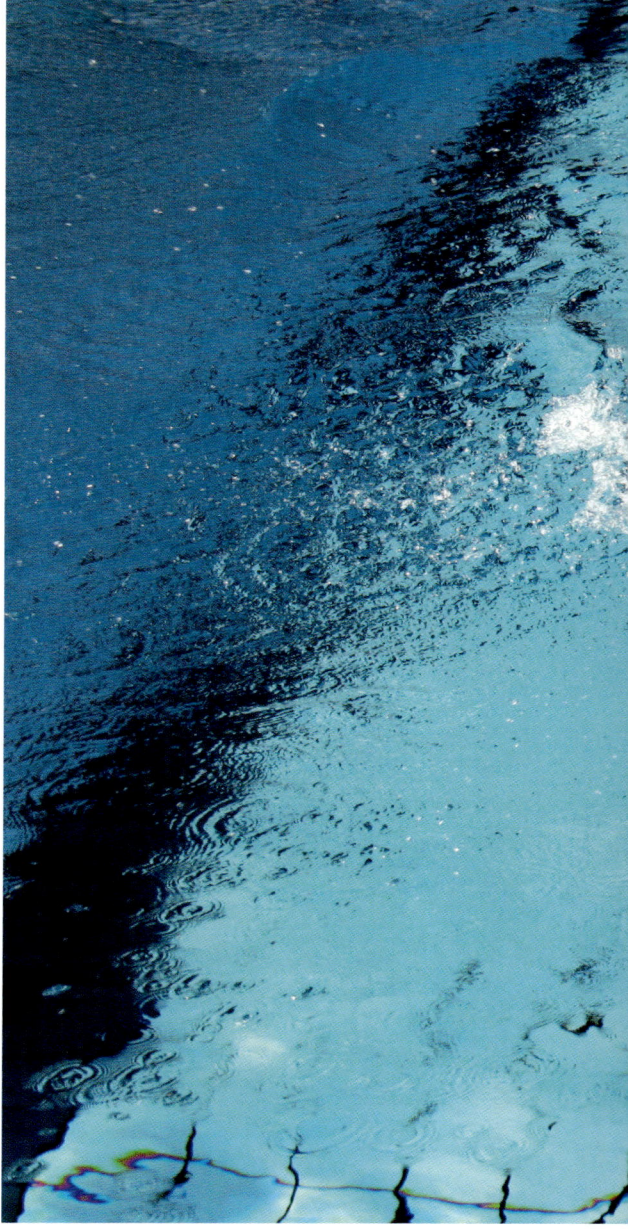

Trainingseinheit fördert die Freisetzung eines Proteins im Gehirn, das hilft, Neuronen zu erhalten und sogar neue Verbindungen zu schaffen; dieser Effekt ist bei regelmäßiger Bewegung größer. Bewegung ist auch wichtig für den Stressabbau; es gibt Hinweise darauf,

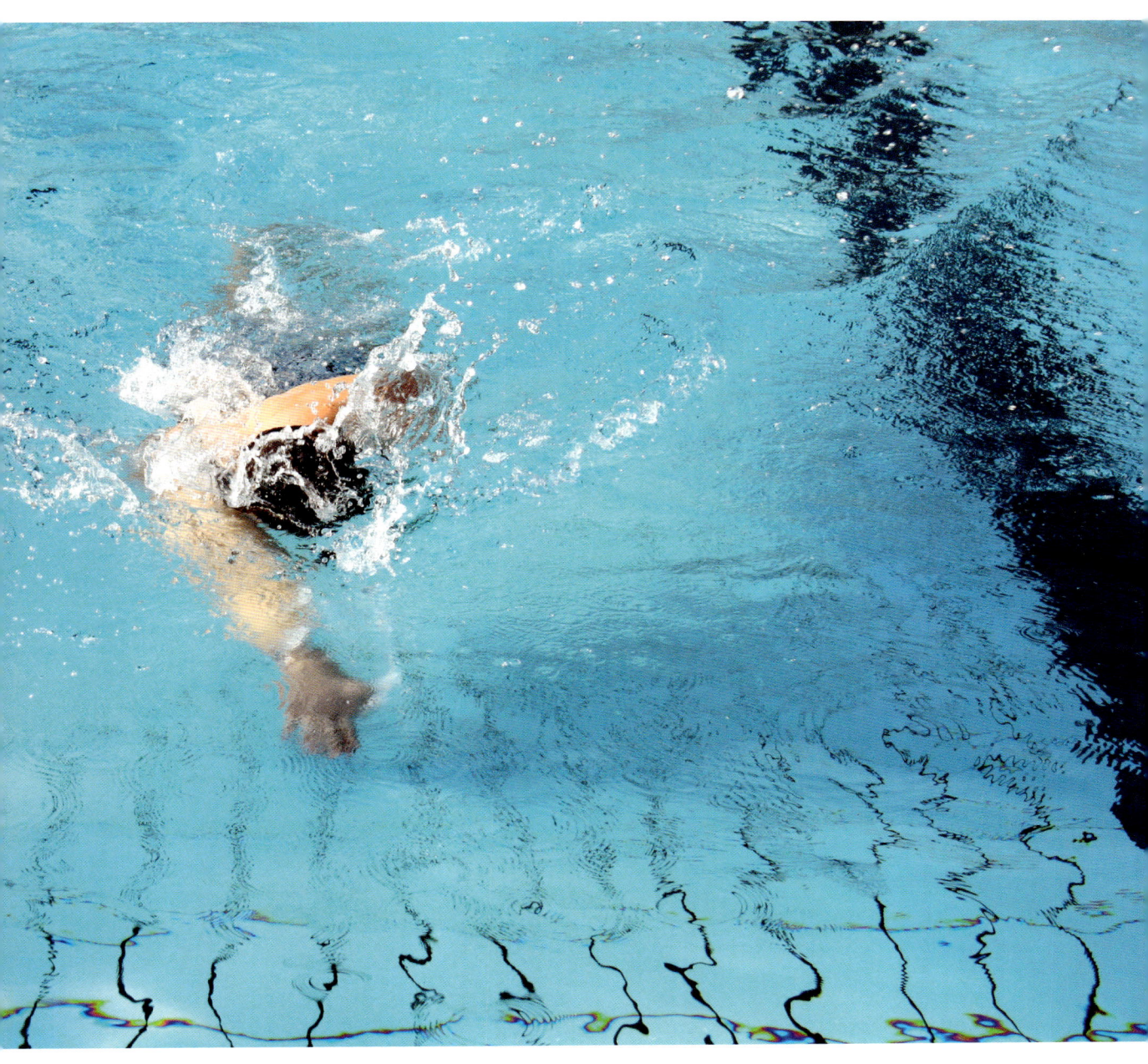

Regelmäßige Bewegung hilft, das Herz stark zu halten, was bedeutet, dass es sauerstoffreiches Blut effizient zum Gehirn pumpen kann. Dies kann dazu beitragen, die mit dem Alter häufig auftretenden kognitiven Schwächen zu reduzieren.

dass chronischer Stress zu Problemen im Gehirn führen kann. Außerdem kann Bewegung Entzündungen reduzieren und die Empfindlichkeit des Körpers gegenüber Insulin verbessern, was Ihrem Gehirn helfen kann, länger gesund zu bleiben.

TESTS

FÜHREN SIE DIE FOLGENDEN TESTS INNERHALB DER VORGESEHENEN ZEIT DURCH, UM FESTZUSTELLEN, WELCHE FÄHIGKEITEN BEI IHREM GEHIRN AM BESTEN AUSGEBILDET SIND.

TEIL

Visueller Formentest

Beispie

Setzen Sie bei den folgenden Tests die erforderliche Anzahl von Teilen so zusammen, dass die gewünschte Form entsteh. Zum Beispiel:

Welche drei cieser vier Teile bilden zusammengefügt ein Quadrat?

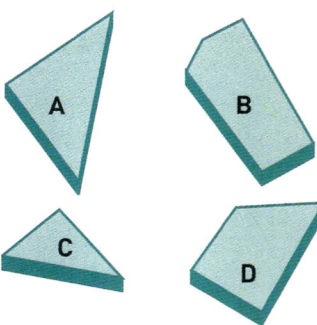

Lösung:

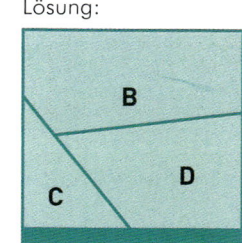

| 00:54 | > Zeitlimit: Maximal 54 Minuten für die Tests 1 bis 9 |

TEST 1   00:06

Welche drei dieser vier Teile bilden zusammengefügt ein Quadrat?

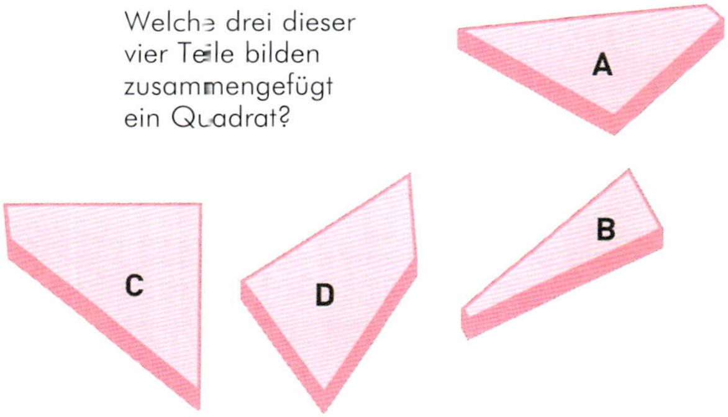

TEST 2   00:06

Welche drei dieser vier Teile bilden zusammengefügt ein Quadrat?

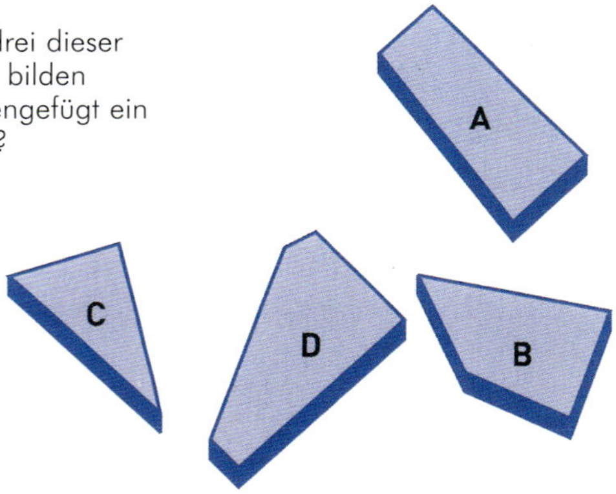

TEST 3   00:06

Welche vier dieser fünf Teile bilden zusammengefügt ein Quadrat?

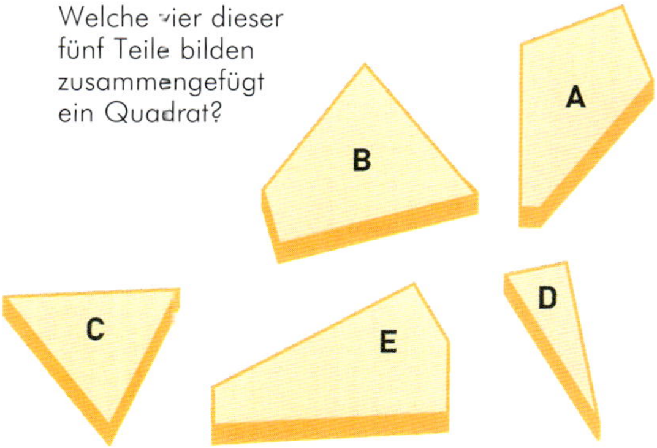

TEST 4   00:06

Welche vier dieser fünf Teile bilden zusammengefügt ein Quadrat?

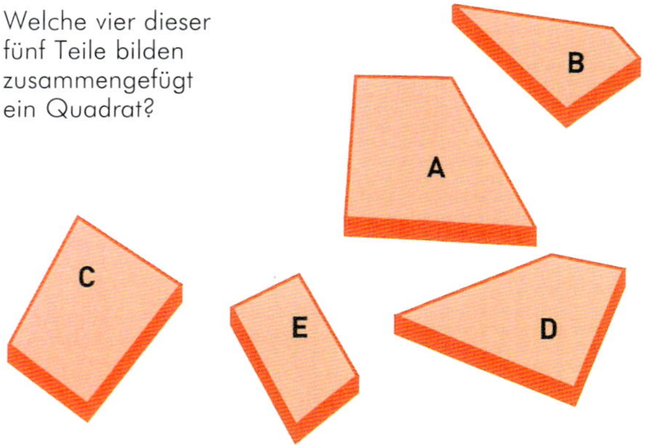

Die Lösungen finden Sie auf Seite 143 bis 147

Visueller Formentest

TEST 5

`00:06`

Welche drei dieser vier Teile bilden zusammengefügt einen Kreis?

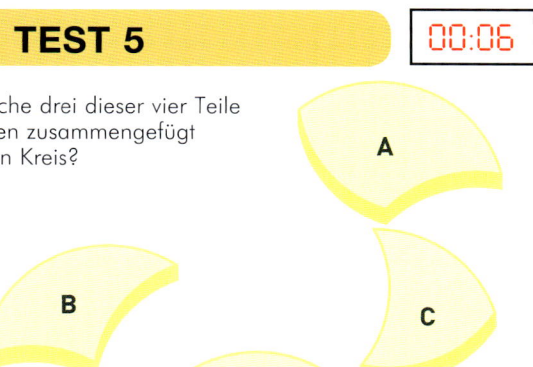

TEST 6

`00:06`

Welche vier dieser fünf Teile bilden zusammengefügt einen Kreis?

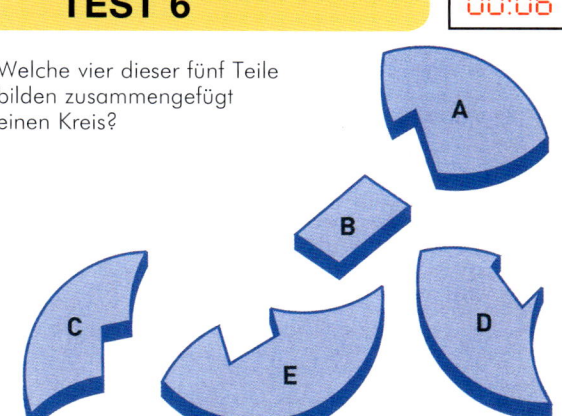

TEST 7

`00:06`

Welches der unten abgebildeten Teile bildet mit dem rechts stehenden Teil ein Quadrat?

TEST 8

`00:06`

Welches der unten abgebildeten Teile bildet mit dem rechts stehenden Teil ein Quadrat?

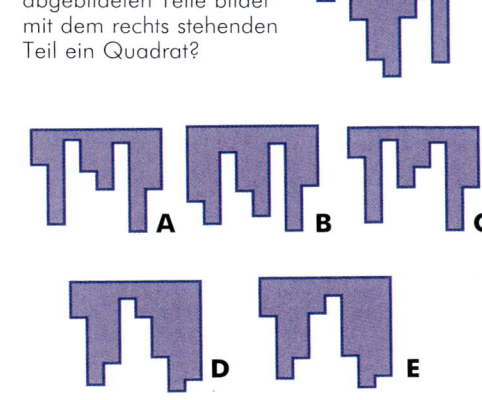

TEST 9

`00:06`

Welche vier dieser fünf Teile bilden zusammengefügt einen Würfel?

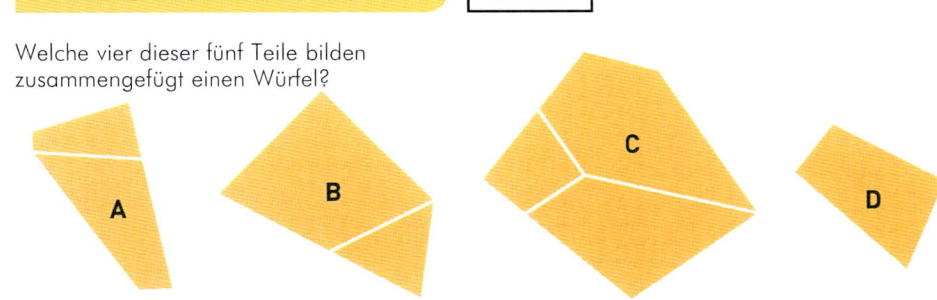

Die Lösungen finden Sie auf Seite 143 bis 147

Tests: Räumliches Vorstellungsvermögen

Beispiel

Bei diesen Tests falten Sie die flache Figur zu einem Würfel, um die Lösung zu finden. Zum Beispiel:

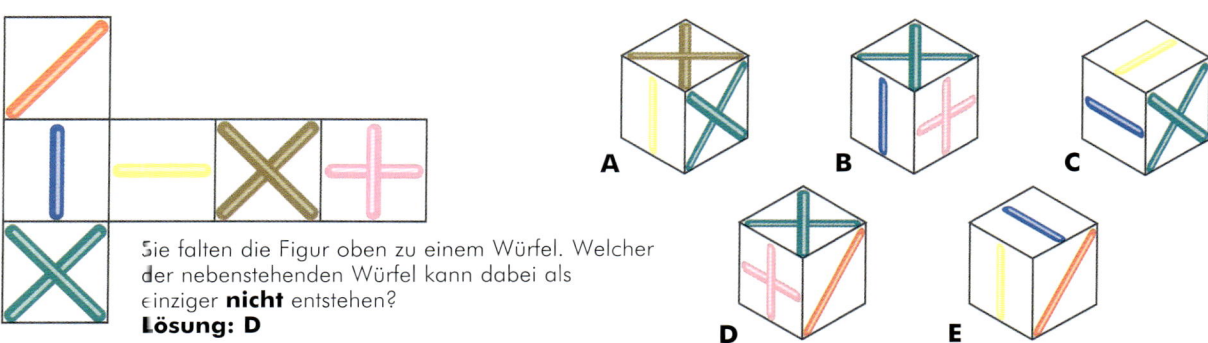

Sie falten die Figur oben zu einem Würfel. Welcher der nebenstehenden Würfel kann dabei als einziger **nicht** entstehen?
Lösung: D

00:54 **>** Zeitlimit: Maximal 54 Minuten für die Tests 1 bis 9

TEST 1   00:06

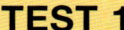
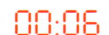
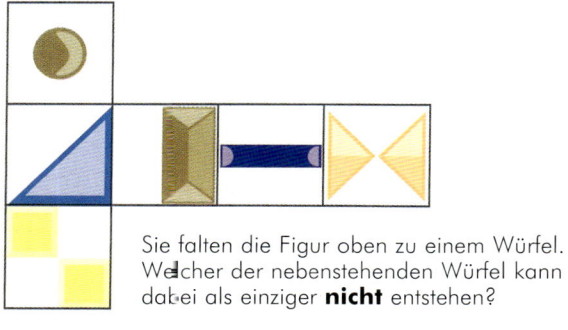

Sie falten die Figur oben zu einem Würfel. Welcher der nebenstehenden Würfel kann dabei als einziger **nicht** entstehen?

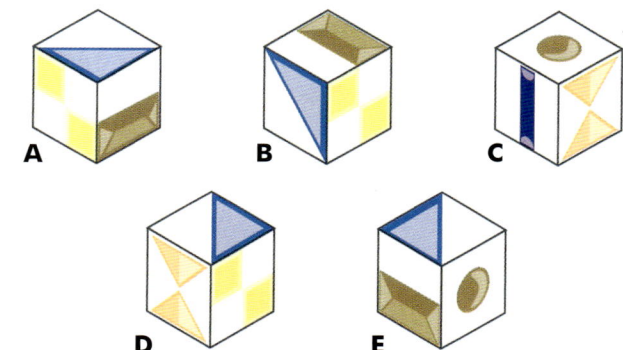

TEST 2   00:06

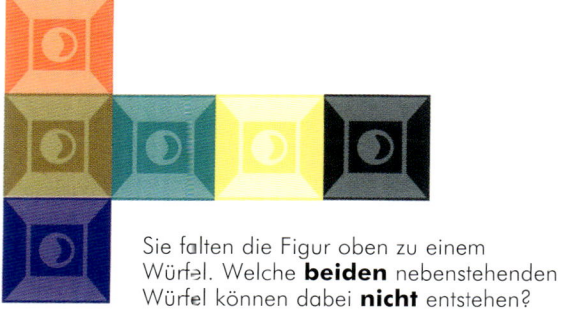

Sie falten die Figur oben zu einem Würfel. Welche **beiden** nebenstehenden Würfel können dabei **nicht** entstehen?

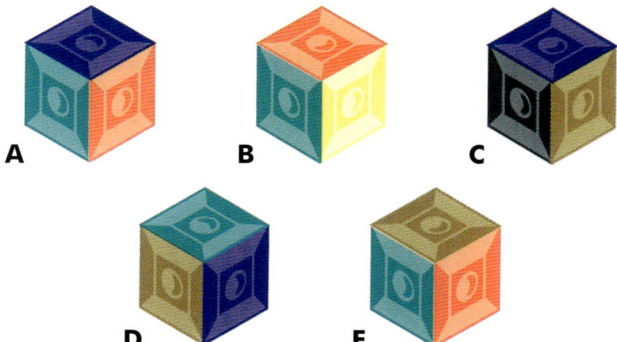

Die Lösungen finden Sie auf Seite 143 bis 147

Tests: Räumliches Vorstellungsvermögen

1 :

TEST 3

00:06

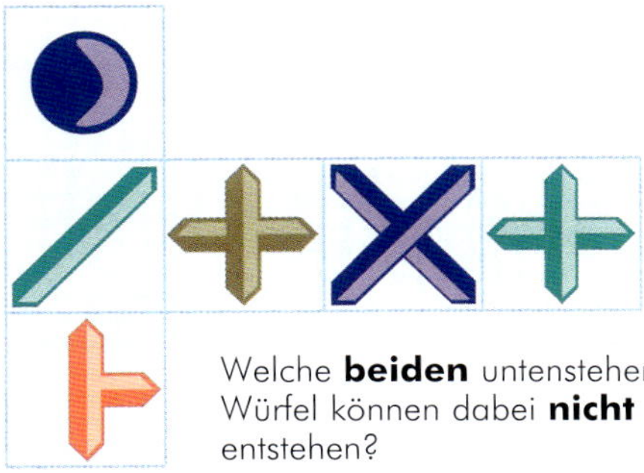

Welche **beiden** untenstehenden Würfel können dabei **nicht** entstehen?

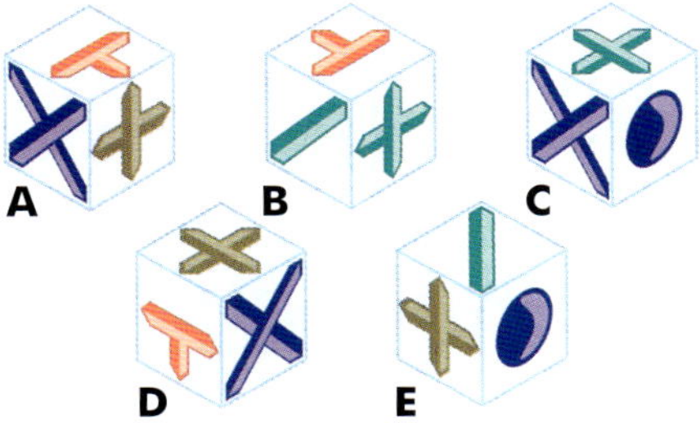
A
B
C
D
E

TEST 4

00:06

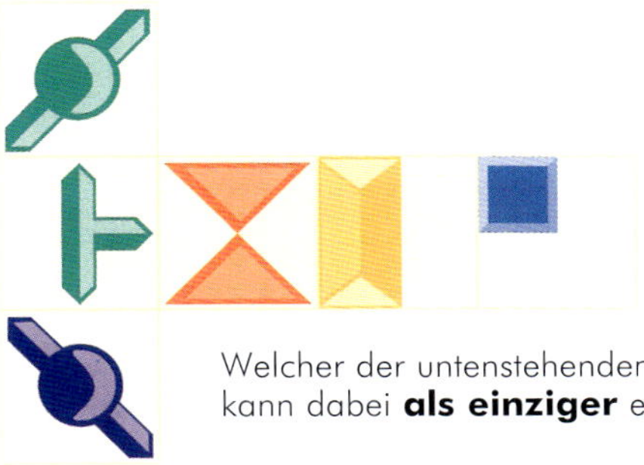

Welcher der untenstehenden Würfel kann dabei **als einziger** entstehen?

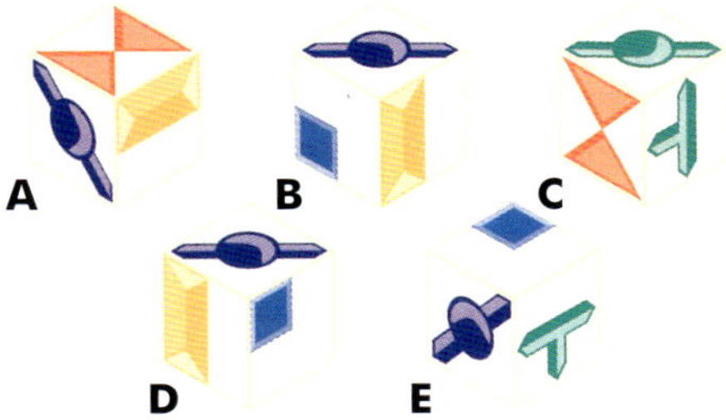
A
B
C
D
E

TEST 5

00:06

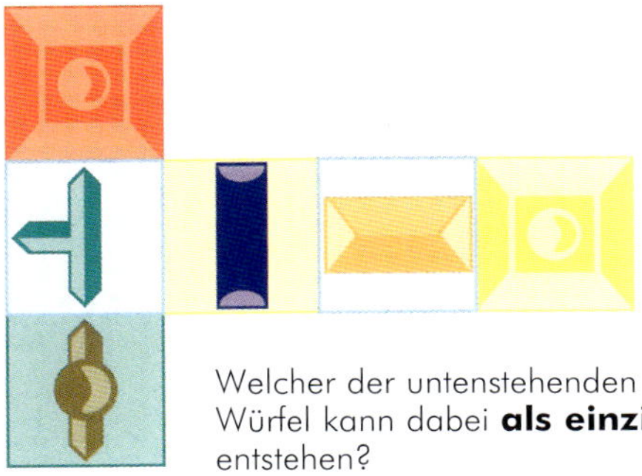

Welcher der untenstehenden Würfel kann dabei **als einziger** entstehen?

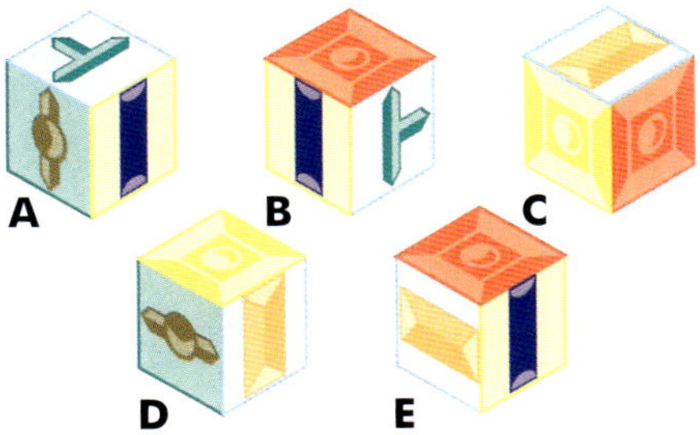
A
B
C
D
E

TEST 6

00:06

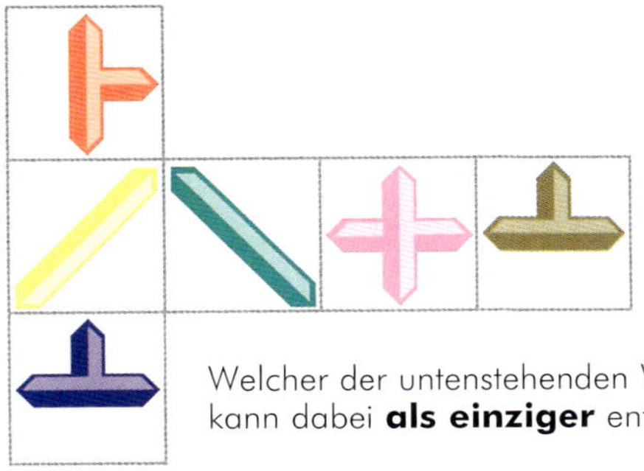

Welcher der untenstehenden Würfel kann dabei **als einziger** entstehen?

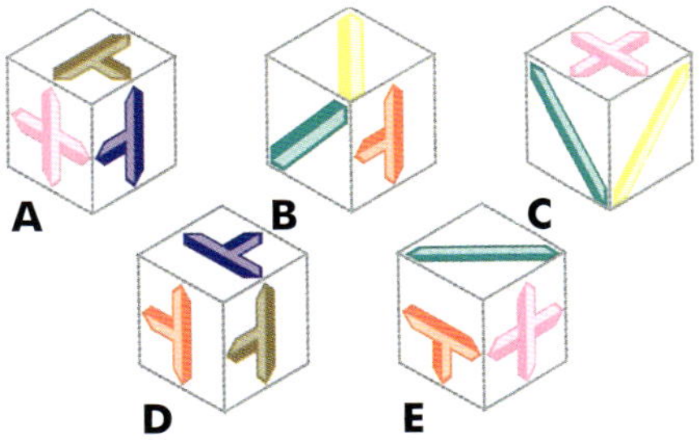
A
B
C
D
E

Die Lösungen finden Sie auf Seite 143 bis 147

TEST 7

`00:06`

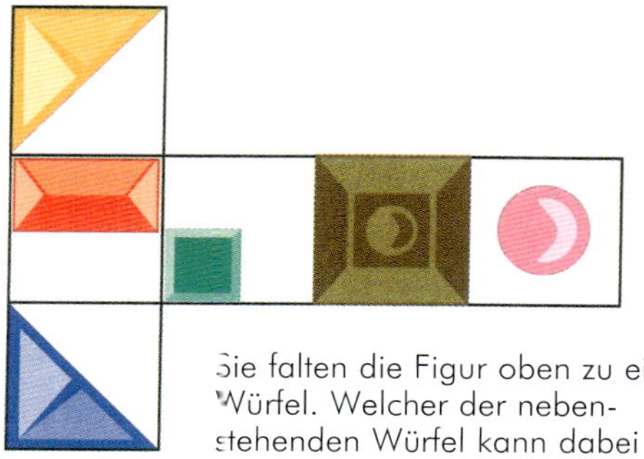

Sie falten die Figur oben zu einem Würfel. Welcher der nebenstehenden Würfel kann dabei **als einziger** entstehen?

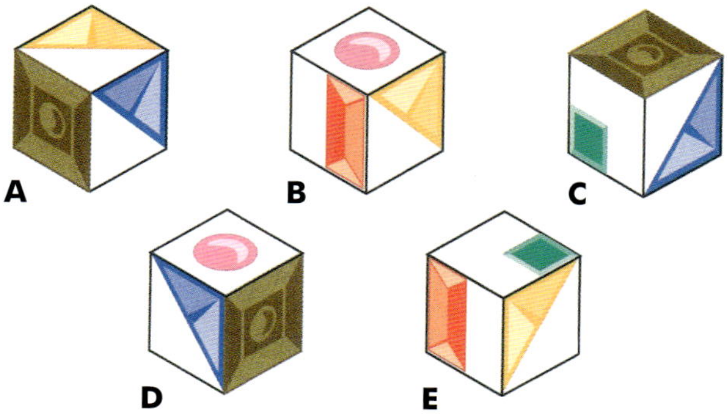

A   B   C

D   E

TEST 8

`00:06`

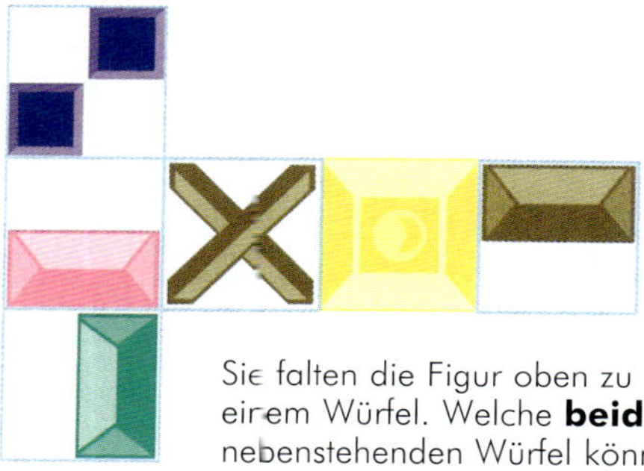

Sie falten die Figur oben zu einem Würfel. Welche **beiden** nebenstehenden Würfel können dabei **als einzige** entstehen?

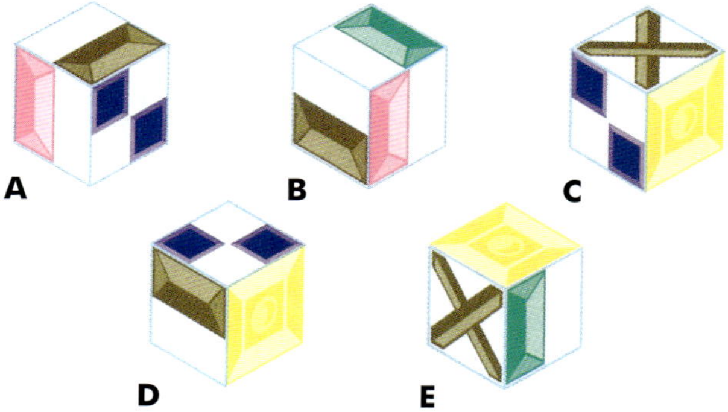

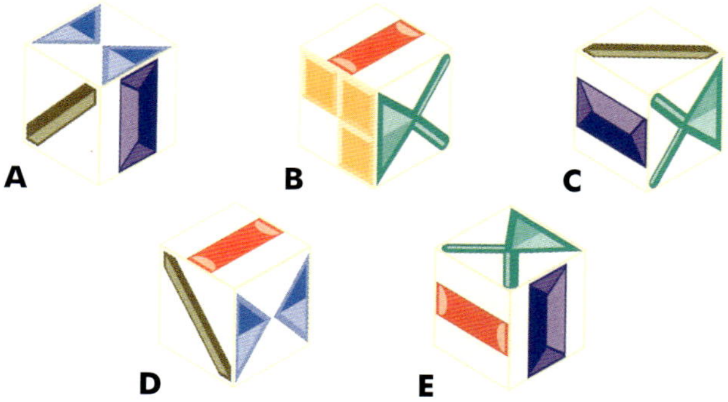

A   B   C

D   E

TEST 9

`00:06`

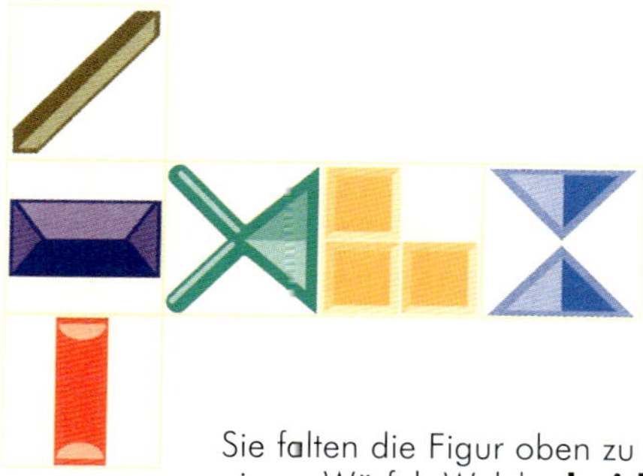

Sie falten die Figur oben zu einem Würfel. Welche **beiden** nebenstehenden Würfel können dabe **als einzige** entstehen?

A   B   C

D   E

Visueller Sequenztest

Beispiel

Wählen Sie bei den folgenden Tests die Figur aus, welche die Reihe fortsetzt. Zum Beispiel:

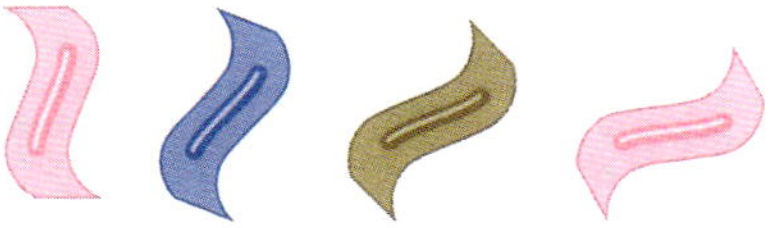

Was kommt als Nächstes?

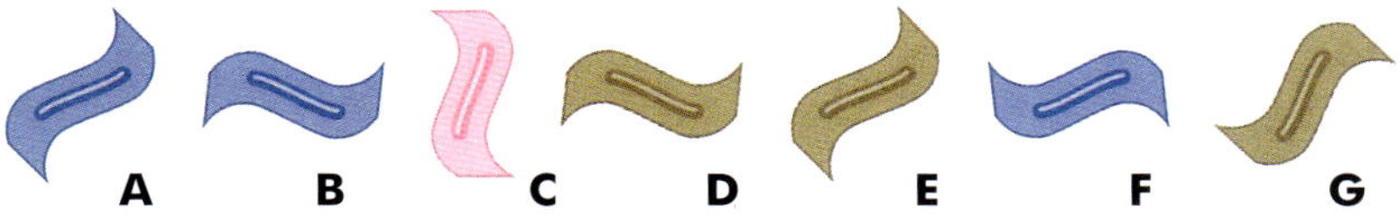

Lösung:
B. Die Figur kippt immer weiter nach vorn, und die Reihefolge der Farben lautet rosa, blau, braun.

A   B   C   D   E   F   G

`00:27` > Zeitlimit: Maximal 27 Minuten für die Tests 1 bis 9

TEST 1   `00:03`

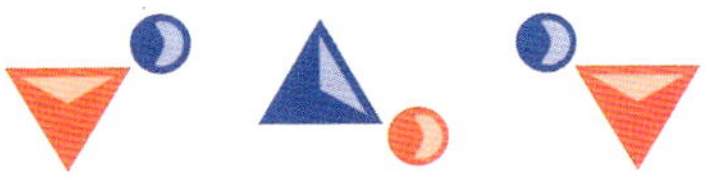

Was kommt als Nächstes?

A   B   C   D   E   F

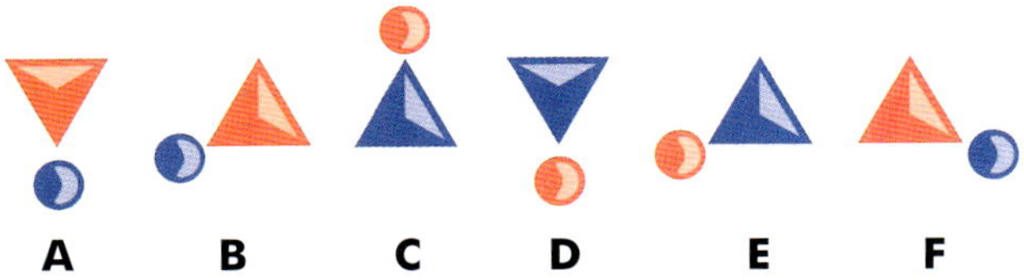

TEST 2   `00:03`

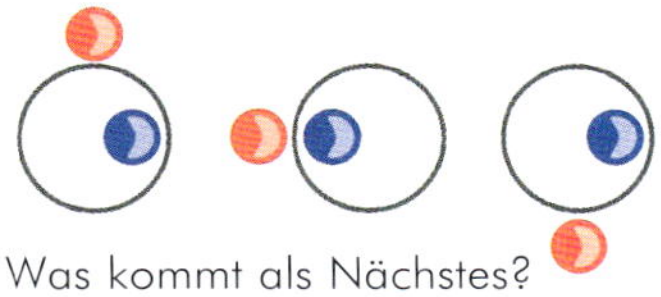

Was kommt als Nächstes?

A   B   C   D   E

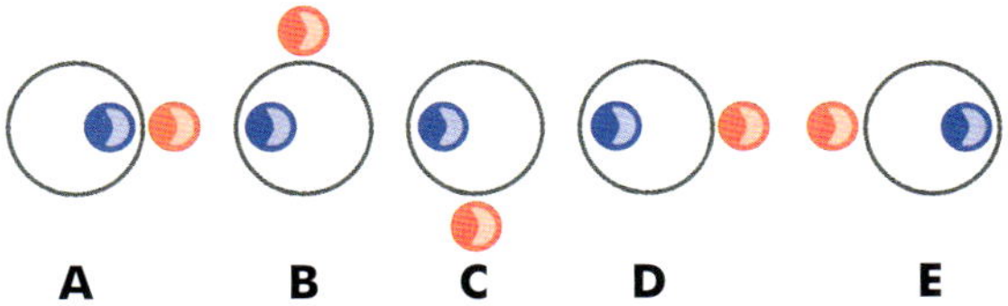

TEST 3   `00:03`

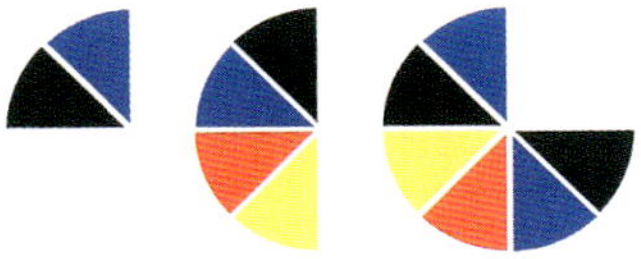

Was kommt als Nächstes?

A   B   C

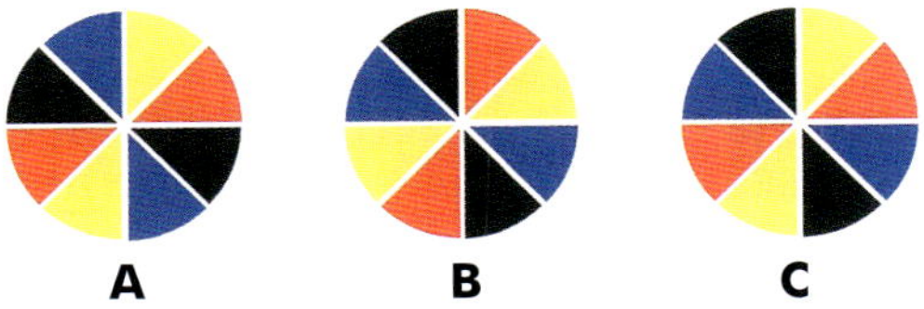

TEST 4   `00:03`

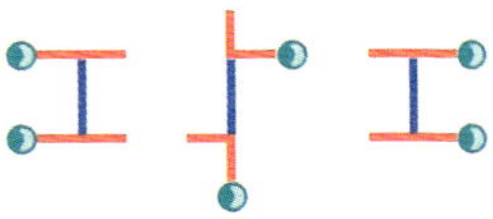

Was kommt als Nächstes?

A   B   C   D   E

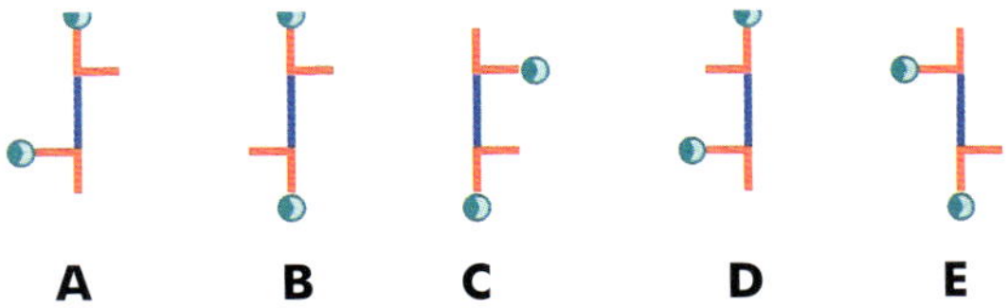

Die Lösungen finden Sie auf Seite 143 bis 147

Visueller Sequenztest

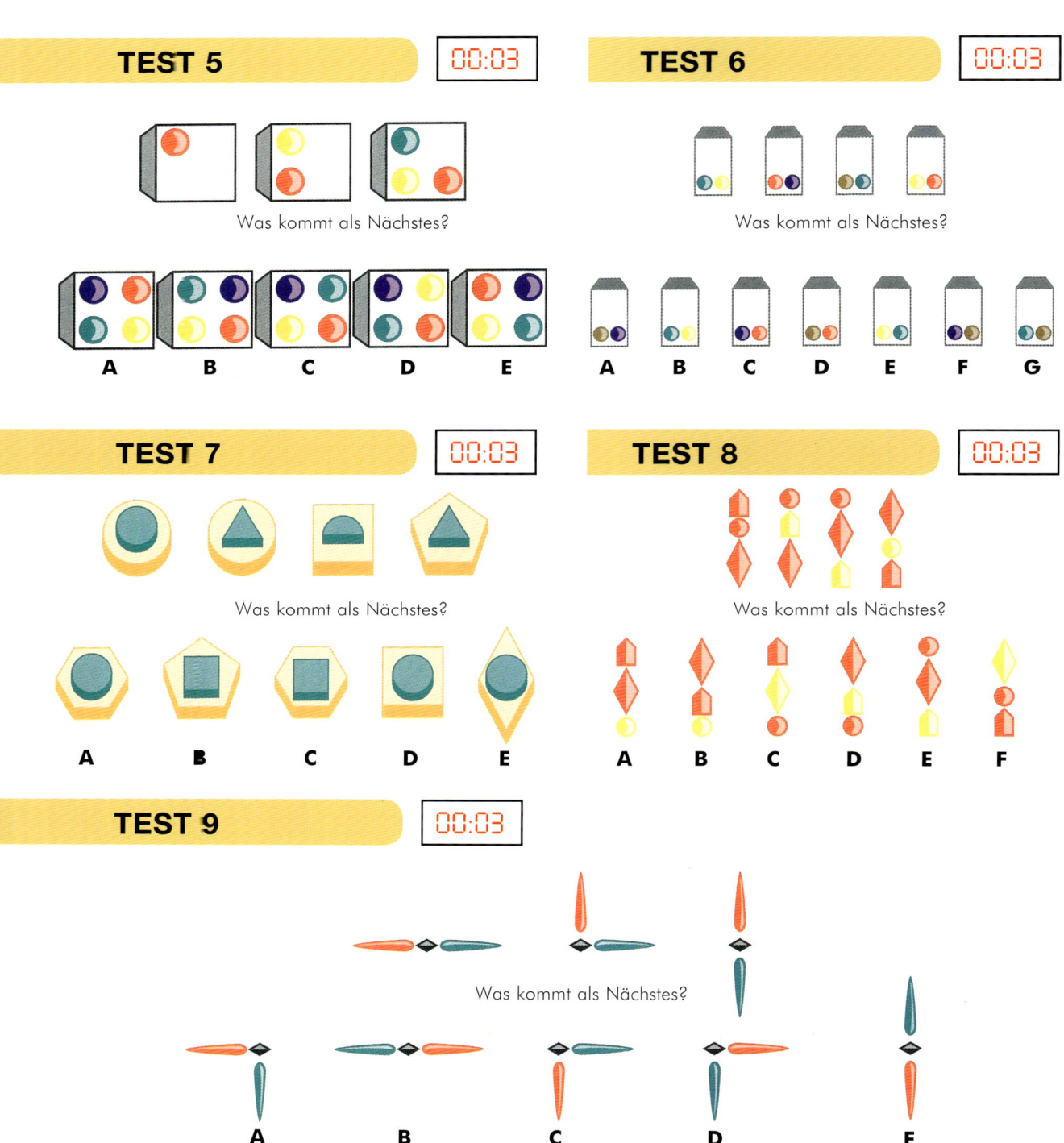

TEST 5 00:03

Was kommt als Nächstes?

A B C D E

TEST 6 00:03

Was kommt als Nächstes?

A B C D E F G

TEST 7 00:03

Was kommt als Nächstes?

A B C D E

TEST 8 00:03

Was kommt als Nächstes?

A B C D E F

TEST 9 00:03

Was kommt als Nächstes?

A B C D E

Die Lösungen finden Sie auf Seite 143 bis 147

Ergänzungstest

Beispiel

Bestimmen Sie bei jedem Test das Teil, welches das Rechteck korrekt vervollständigt. Zum Beispiel:

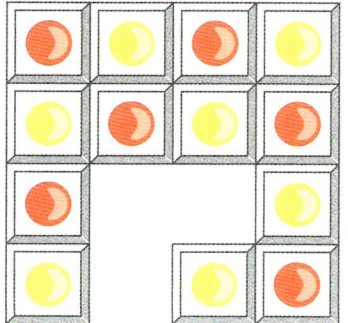

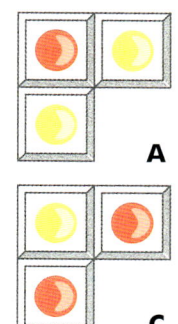

A   B

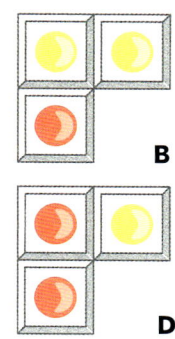

C   D

Lösung:
Teil C vervollständigt
das Muster aus
abwechselnd roten
und gelben Kreisen.

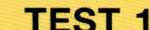

> Zeitlimit: Maximal 60 Minuten für die Tests 1 bis 10

TEST 1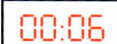

TEST 2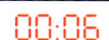

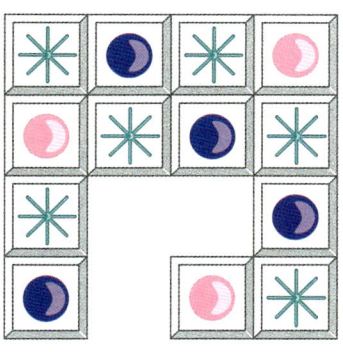

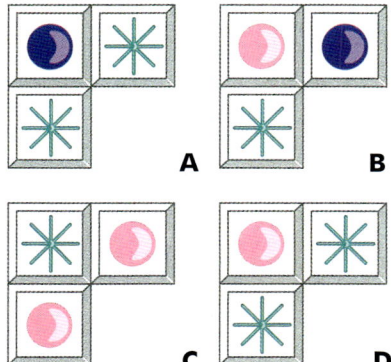

A   B

C   D

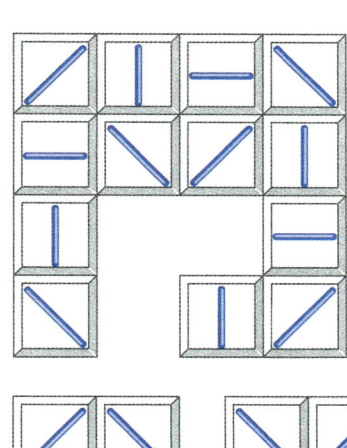

A   B

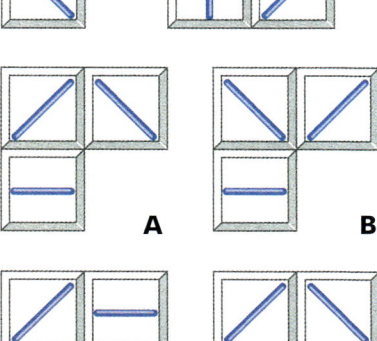

C   D

Ergänzungstest

TEST 3 `00:06`

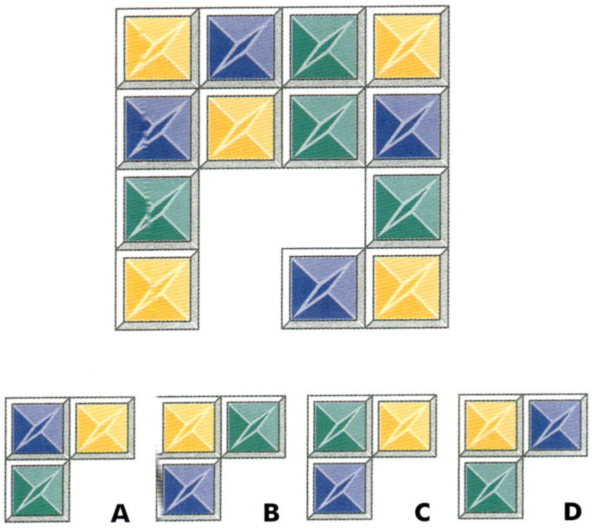

TEST 4 `00:06`

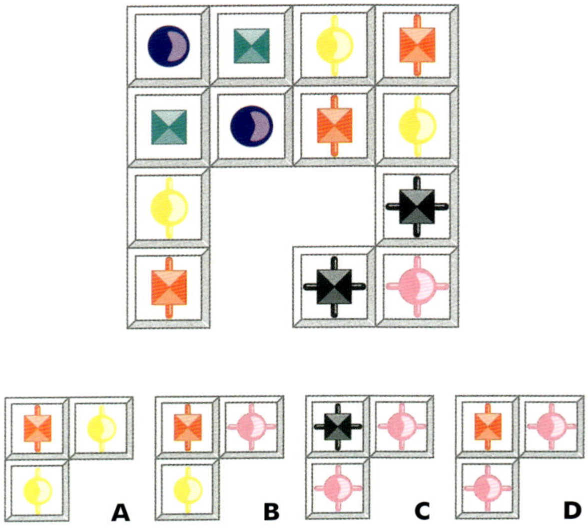

TEST 5 `00:06`

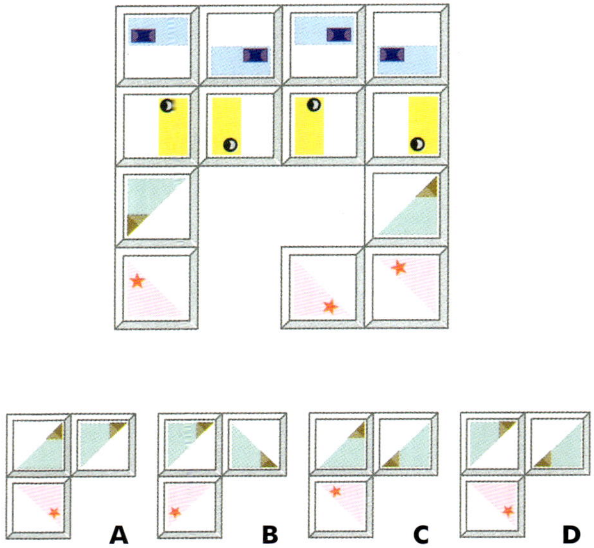

TEST 6 `00:06`

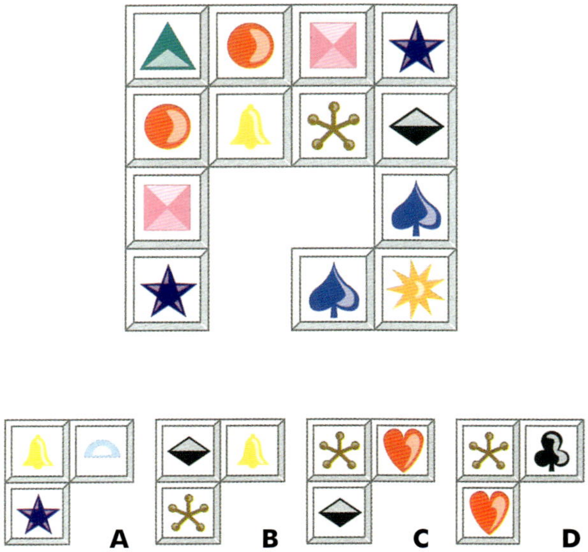

Die Lösungen finden Sie auf Seite 143 bis 147

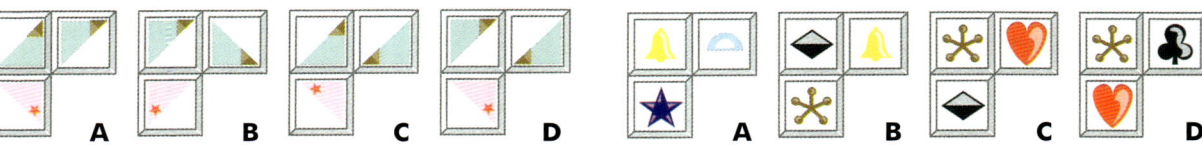

Ergänzungstest

TEST 7 `00:06`

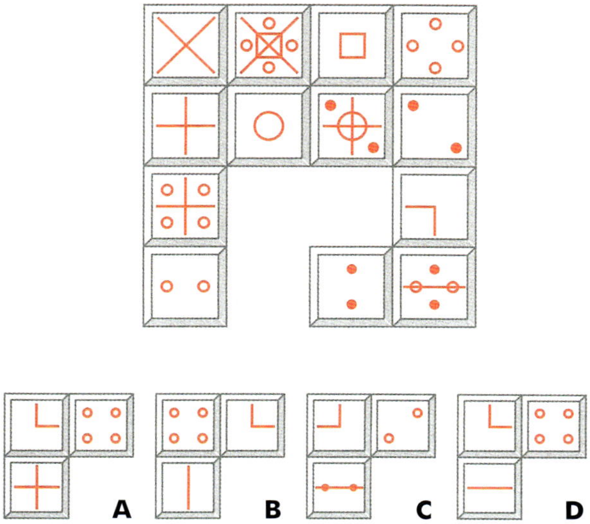

TEST 8 `00:06`

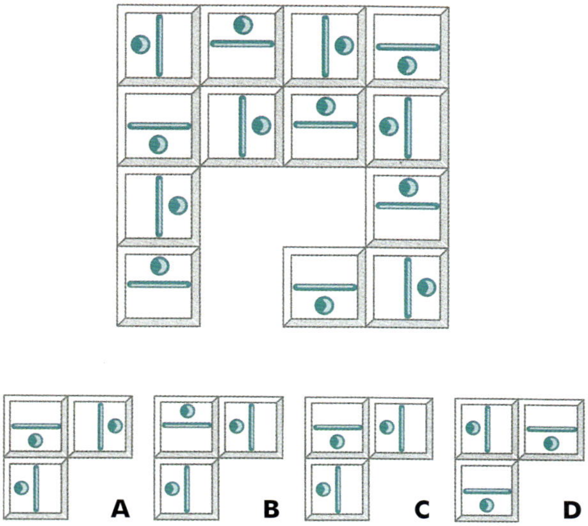

TEST 9 `00:06`

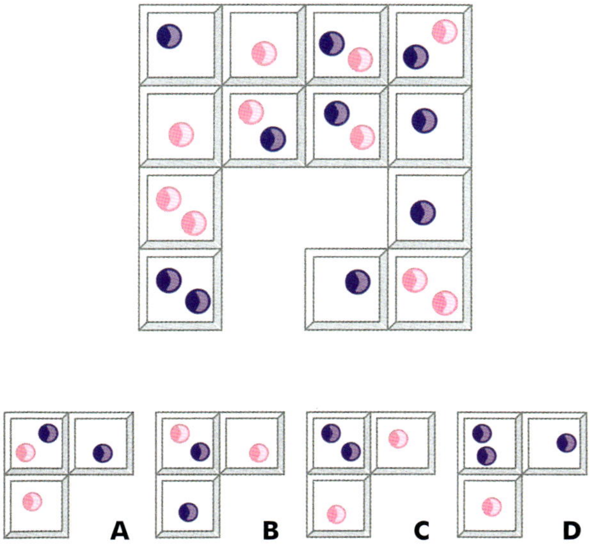

TEST 10 `00:06`

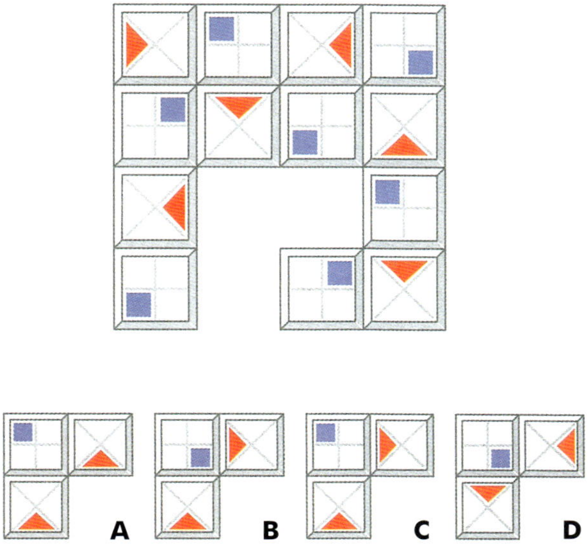

Zahlentest

Beispiel

Bei den folgenden Tests sollen Sie die Zahl finden, welche die Zahlenreihe korrekt fortsetzt. Zum Beispiel:

0, 1, 3, 6, 10, ?   Answer: **15**

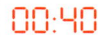 **00:40** > Zeitlimit: Maximal 40 Minuten für die Fragen a bis s

ZAHLENTEST

a   100, 101, 103, 107, 115, 122, ?

b   1, 2, 4, 3, 7, 4, ?

c   135, 751, 113, 151, 719, ?

d   1, 2, 4, 7, 8, 10, ?

e   100, 99, 96.5, 92.5, 87, ?

f   10, 10, 11.5, 15, 13, 22.5, 14.5, ?

g   1, 3, 7, 15, 31, ?

h   0, 4, 4, 8, 12, 20, ?

i   0, 1, -1, 0, -2, ?

j   85, 95, 91, 89, 97, 83, 103, ?

k   1.5, 4.5, 13.5, 10.5, 3.5, ?

l   10, 11, 12.1, 13.31, ?

m   18, 9, 10, 2, 4, -3, ?

n   25, 5, 10, 2, 7, ?

o   1, 3, 5, 15, 17, ?

p   100, 80, 70, 65, ?

q   16, 17, 21, 30, 46, ?

r   79, 88, 96, 102, 104, ?

s   12, 30, 75, ?

Die Lösungen finden Sie auf Seite 143 bis 147

Schnelligkeitstest 2

00:20 > Zeitlimit: Maximal 20 Minuten für die Fragen 1 bis 5

TEST 1

3	4	5	1	7	6
2	8	4	9	3	1
7	5	6	2	8	4
9	2	7	8	3	6
2	6	1	8	4	7
3	5	2	7	4	9

4	7	3	2	9	7
6	8	3	4	8	1
9	1	5	8	2	6
4	8	3	7	7	3
5	9	7	2	6	2
8	1	3	7	4	5

Suchen Sie im linken Zahlengitter eine Folge von vier Zahlen, die auch im rechten vorkommt – vorwärts, rückwärts, von unten nach oben, von oben nach unten oder diagonal gelesen.

TEST 2

12	16	9	3	13
10	4	24	19	7
11	14	26	1	17
12	2	8	6	5
22	20	15	18	40

Welche Zahl ist zwei Felder von sich selbst minus 2 entfernt; drei Felder von sich selbst, dividiert durch zwei; ein Feld von sich selbst plus 2 und drei Felder von sich selbst, multipliziert mit 2?

TEST 3

7	4	2	9	6	8
9	3	8	7	3	2
2	6	6	4	4	9
8	8	3	3	7	7
6	2	4	8	9	4
3	9	7	6	2	3

Welche zwei Zahlen tauchen im rechten Zahlengitter in falscher Reihenfolge auf?

TEST 4

4	27	38	16
45	10	9	2
18	1	14	61
15	20	7	6

8	13	6	9
1	21	5	10
17	2	14	27
11	16	15	7

Multiplizieren Sie die zweitniedrigste ungerade Zahl im rechten Zahlengitter mit der zweithöchsten geraden Zahl im linken Zahlengitter.

1 :

Test: Geistige Agilität

Beispiel
Ordnen Sie die ungeraden Zahlen in aufsteigender und die geraden Zahlen in absteigender Reihenfolge

Beispiel: **3842197** Lösung: **1379842**

00:03 > Zeitlimit: Maximal 3 Minuten für die Fragen **a** bis **e**

TEST DER GEISTIGEN AGILITÄT

a 256934

b 879461

c 529648

d 7419825

e 3497216

Die Lösungen finden Sie auf Seite 143 bis 147

Sprachtest

Beispiel

Nutzen Sie Ihren Wortschatz, um die Testfragen zu lösen. Zum Beispiel:

Welches Wort in Klammern kommt in seiner Bedeutung dem mit Großbuchstaben geschriebenen Wort am nächsten?

STREIT
(Wahrnehmung, Atrophie, Bangigkeit, Zwist)   Lösung: **Zwist**

```
00:20
```
> Zeitlimit: Maximal 20 Minuten für die Fragen 1 bis 19

SYNONYME UND ANTONYME

1. **Welche beiden Wörter sind hinsichtlich ihrer Bedeutung am gegensätzlichsten?**
   Irrational, angenehm, eingeweiht, weise, wahrnehmbar

2. **Welche beiden Wörter sind hinsichtlich ihrer Bedeutung am ähnlichsten?**
   Wandel, Klischee, tilgen, Vorurteil, Identität

3. **Welches Wort in der Klammer bedeutet das Gegenteil des mit Großbuchstaben geschriebenen Wortes?**
   PLAUSIBEL (geschickt, unglaubwürdig, banal, feindselig)

4. **Welche beiden Wörter sind hinsichtlich ihrer Bedeutung am ähnlichsten?**
   Intention, Tranquilizer, Skizze, Sedativ, Progression

5. **Welches Wort in der Klammer bedeutet das Gegenteil des mit Großbuchstaben geschriebenen Wortes?**
   KOMPLEX (geplant, einfach, willentlich, sicher)

6. **Welches Wort in der Klammer kommt in seiner Bedeutung dem mit Großbuchstaben geschriebenen Wort am nächsten?**
   GASTGEBER (Individuum, Myriade, Freund, Gespenst)

7. **Welche beiden Wörter sind hinsichtlich ihrer Bedeutung am gegensätzlichsten?**
   Fehlerhaft, weitschweifig, mitreißend, makellos, kultiviert

8. **Welches Wort in der Klammer ist im Vergleich zu dem mit Großbuchstaben geschriebenen Wort am gegensätzlichsten?**
   UNBERÜHRT (schlicht, heilig, typisch, unrein, sakrosankt)

9. **Welche beiden Wörter sind ihrer Bedeutung nach am ähnlichsten?**
   Glanz, Elan, Imponiergehabe, Eifer, Trägheit, Glaube

10. **Welches Wort in der Klammer ist dem mit Großbuchstaben geschriebenen Wort am ähnlichsten?**
    EMPIRISCH (pragmatisch, mächtig, eindeutig, begeistert, beliebt)

11. **Welches Wort in der Klammer ist dem mit Großbuchstaben geschriebenen Wort am gegensätzlichsten?**
    NEGIEREN (achten, bestätigen, konstruieren, transzendieren)

12. **Welche beiden Wörter sind sich ihrer Bedeutung nach am ähnlichsten?**
    Akut, gespannt, beteiligt, ungeduldig, ähnlich

13. **Welche beiden Wörter sind ihrer Bedeutung nach am gegensätzlichsten?**
    Nachgeben, dulden, umfassen, planen, hinauszögern, tadeln

14. **Welches Wort in der Klammer ist dem mit Großbuchstaben geschriebenen Wort am ähnlichsten?**
    KLEBRIG (reichlich, düster, viskös, gierig, blass)

15. **Welche beiden Wörter sind ihrer Bedeutung nach am gegensätzlichsten?**
    Autokratisch, gellend, schmerzlos, wohlklingend, feindselig, ephemer

16. **Welches Wort in der Klammer ist dem mit Großbuchstaben geschriebenen Wort am gegensätzlichsten?**
    GERISSEN (tolerant, hochnäsig, fair, vorsichtig, erfinderisch)

17. **Welches Wort in der Klammer ist dem mit Großbuchstaben geschriebenen Wort am ähnlichsten?**
    MÜRRISCH (zäh, pikiert, bekömmlich, rasend, hartnäckig)

18. **Welches Wort in der Klammer ist dem mit Großbuchstaben geschriebenen Wort am gegensätzlichsten?**
    VITAL (destruktiv, redundant, schwach, bösartig)

19. **Welche beiden Wörter sind ihrer Bedeutung nach am gegensätzlichsten?**
    Pur, königlich, rosig, knapp, fahl, fein

Die Lösungen finden Sie auf Seite 143 bis 147

Wortdefinitionstest

Beispiel

Bei jeder der folgenden Übungen wird das Stichwort definiert. Wählen Sie die richtige Definition aus.

Zum Beispiel: **Saturnalien**
- a. Düsterkeit
- b. Passivität
- c. Festlichkeit
- d. Stärke   Lösung: **c. Festlichkeit**

`00:15` > Zeitlimit: Maximal 15 Minuten für die Tests 1 bis 19

WORTDEFINITIONSTEST

1. Epigramm
- a. Typische Eigenschaft
- b. Namenszeichen
- c. Sinngedicht
- d. Medizinisches Gerät

2. Ephemer
- a. Krankhaft
- b. Flüchtig
- c. Weibisch
- d. Rachsüchtig

3. Skrupel
- a. Zweifel
- b. Unsicherheit
- c. Boshaftigkeit
- d. Bedenken

4. Verwegen
- a. Unvorsichtig
- b. Flott
- c. Unbeliebt
- d. Falsch

5. Immission
- a. Einwirken von Schadstoffen
- b. Einreiseerlaubnis
- c. Kirchliches Hilfswerk
- d. Wichtige Aufgabe

6. Hypothetisch
- a. Mutmaßlich
- b. Falsch
- c. Unwahrscheinlich
- d. Symbolisch

7. Subkutan
- a. Unter dem Umhang
- b. Unter der Haut
- c. Auf dem Meeresgrund
- d. Unterwürfig

8. Renitent
- a. Flink
- b. Widerspenstig
- c. Rechnerisch
- d. Fließend

9. Spasmus
- a. Witz
- b. Maisbrei
- c. Virenart
- d. Krampf

10. Nut
- a. Fuge
- b. Mulde
- c. Spitze
- d. Grat

11. Hallus
- a. Echo
- b. Großer Saal
- c. Wahn
- d. Große Zehe

12. Avisieren
- a. Scharf ansehen
- b. Anpeilen
- c. Ankündigen
- d. Ablehnen

13. Hypochonder
- a. Eingebildeter Kranker
- b. Hormondrüse
- c. Unterschenkelnerv
- d. Blutdrucksenkungsmittel

14. Sierra
- a. Wüste
- b. Tiefes Tal
- c. Schmaler Grat
- d. Gebirgskette

15. Expatriieren
- a. Erweitern
- b. Ausgießen
- c. Absetzen
- d. Ausbürgern

16. Luminös
- a. Füllig
- b. Geheimnisvoll
- c. Leuchtend
- d. Spiegelnd

17. Nebulös
- a. Unklar
- b. Dunstig
- c. Feuchtwarm
- d. Nasskalt

18. Viskös
- a. Verrottet
- b. Zart
- c. Durchsichtig
- d. Zähflüssig

19. Provokant
- a. Berüchtigt
- b. Herausfordernd
- c. Unbeliebt
- d. Vorrätig

Die Lösungen finden Sie auf Seite 143 bis 147

Test: Geistige Agilität

Beispiel
Ordnen Sie die folgenden Buchstaben umgekehrt alphabetisch.

Zum Beispiel: **OCRFTI**   Lösung: **TROIFC**

`00:06` **>** Zeitlimit: Maximal 3 Minuten für die Fragen 1 bis 5

TEST DER GEISTIGEN AGILITÄT

1. TKVXBR

2. SWJGUCYQ

3. KZMCWHET

4. NLAVPFRD

5. KJBXSHVO

Die Lösungen finden Sie auf Seite 143 bis 147

Test: Sprachanalogie

Beispiel

Suchen Sie das Wort, das die Analogie vervollständigt. Zum Beispiel:

Donnerstag verhält sich zu Montag wie Juli zu:
Mai, April, Februar, März, September   Lösung: **April**

```
00:20
```
> Zeitlimit: Maximal 20 Minuten für die Fragen 1 bis 19

SPRACHANALOGIE-TEST

1. Quadrat verhält sich zu Würfel wie Kreis zu:
Kegel, Kugel, Oktaeder, Zylinder, Kreislinie

2. Pampa verhält sich zu Weideland wie toter Flussarm zu:
Tal, See, Meer, Hügel, Riff

3. Kette verhält sich zu Säge wie Hand zu:
Handwerk, Hammer, Presse, Werkzeug

4. Melanit verhält sich zu schwarz wie Alexandrit zu:
Blau, grün, weiß, rot, purpurn

5. Tür verhält sich zu Schwelle wie Dach zu:
Dachziegel, First, Giebel, Dachrinne, Schutzblech

6. Trester verhält sich zu Saft wie Nuss zu:
Mus, Schale, Kern, Haut, Stiel

7. Helm verhält sich zu Schutz wie Tiara zu:
Königtum, Schmuck, Krone, Identifikation, Hingabe

8. Perilun verhält sich zu Mond wie Perihel zu:
Erde, Sonne, Planet, Orbit, Komet

9. Zeiger verhält sich zu Uhr wie Gnomon zu:
Eieruhr, Sonnenuhr, Kalender, Metronom, Wasseruhr

10. Kleidung verhält sich zu Schneider wie Holz zu:
Drechsler, Böttcher, Klempner, Spenzer, Designer

11. Neu verhält sich zu alt wie neo zu:
paläo, philo, tauto, öko, bio

12. Nepal verhält sich zu Ungarn wie Gurkha zu:
Füsilier, Lakai, Hesse, Kosak, Husar

13. Kultiviert verhält sich zu charmant wie intellektuell zu:
kosmopolitisch, zivilisiert, altklug, modisch, weltmännisch

14. Liedermacher verhält sich zu Singvogel wie Lyriker zu:
Sperlingsvogel, Musik, Päan, Chor

15. Schock verhält sich zu Ausbruch wie Trauma zu:
Hysterie, Obsession, Neurose, Paroxysmus

16. Abfällig verhält sich zu kokett wie Gekicher zu:
Affektiertheit, Feixen, Gelächter, Lächeln

17. Zimmer verhält sich zu Tasse wie Cenaculum zu:
Teller, Pokal, Gral, Glas

18. Kelvin verhält sich zu Newton wie Temperatur zu:
Energie, Masse, Hitze, Kraft

19. Vorschub leisten verhält sich zu verschwören wie ermöglichen zu:
helfen, appellieren, vermitteln, beistehen, vorantreiben

Visueller Analogietest

Beispiel

Suchen Sie die Abbildung, die das gezeigte Beispiel widerspiegelt. Zum Beispiel:

verhält sich zu

wie

verhält sich zu

A **B** **C** **D** **E**

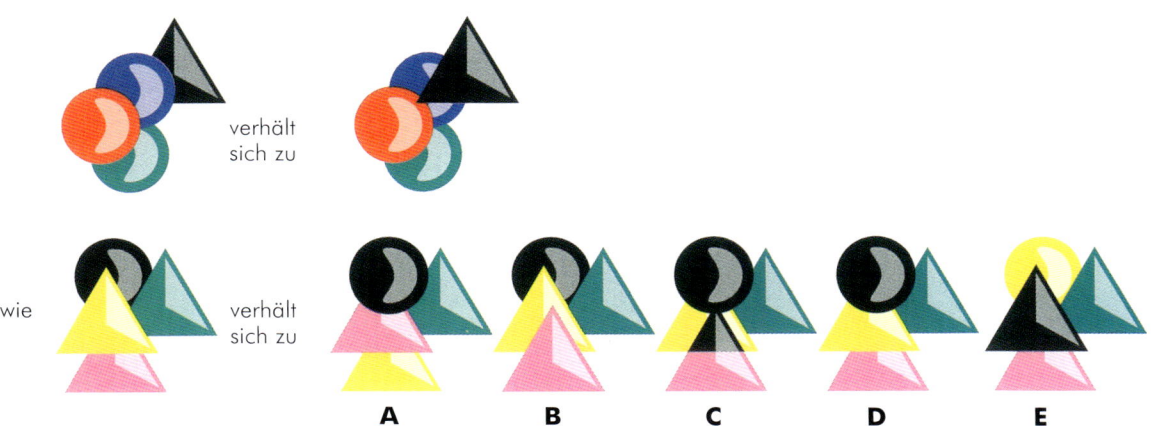

Lösung: **D.** Die schwarze Figur kommt nach vorne.

00:27 > Zeitlimit: Maximal 27 Minuten für die Tests 1 bis 9

TEST 1

00:03

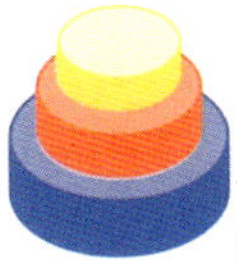

verhält sich zu

wie

verhält sich zu

A

B

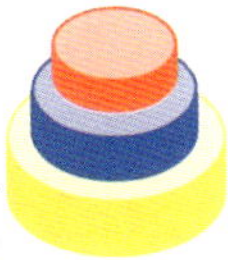

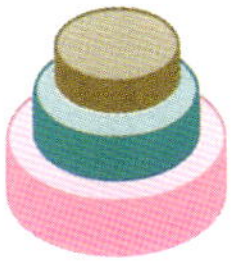

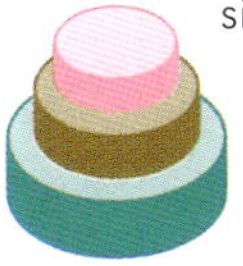

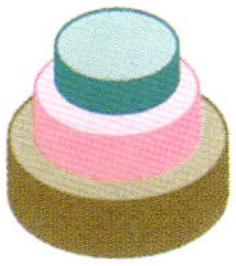

C

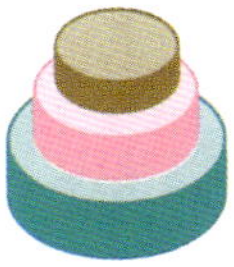

D

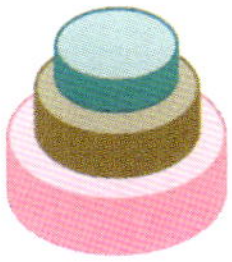

E

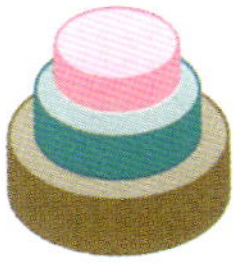

TEST 2

00:03

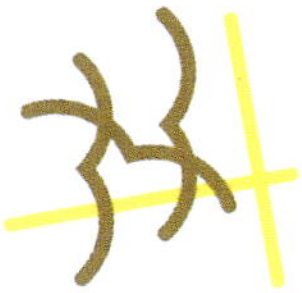

verhält sich zu

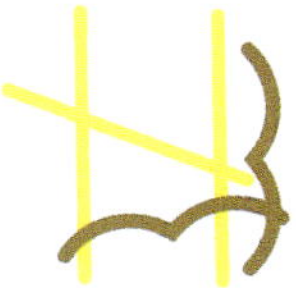

wie

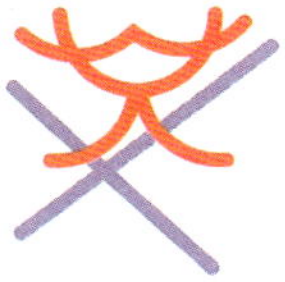

verhält sich zu

A

B

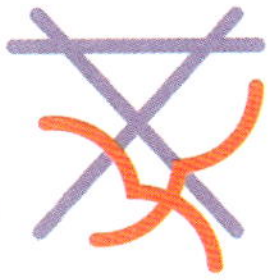

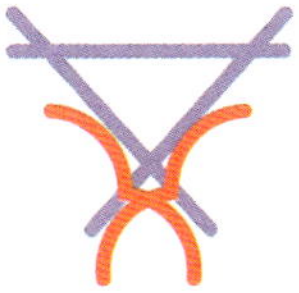

C

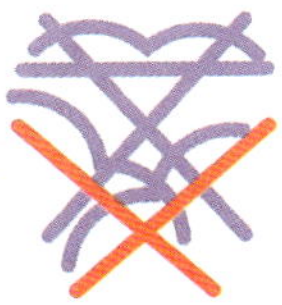

D

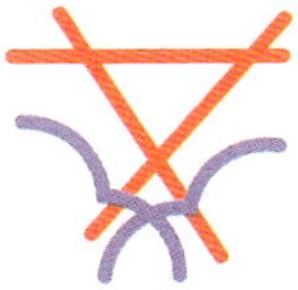

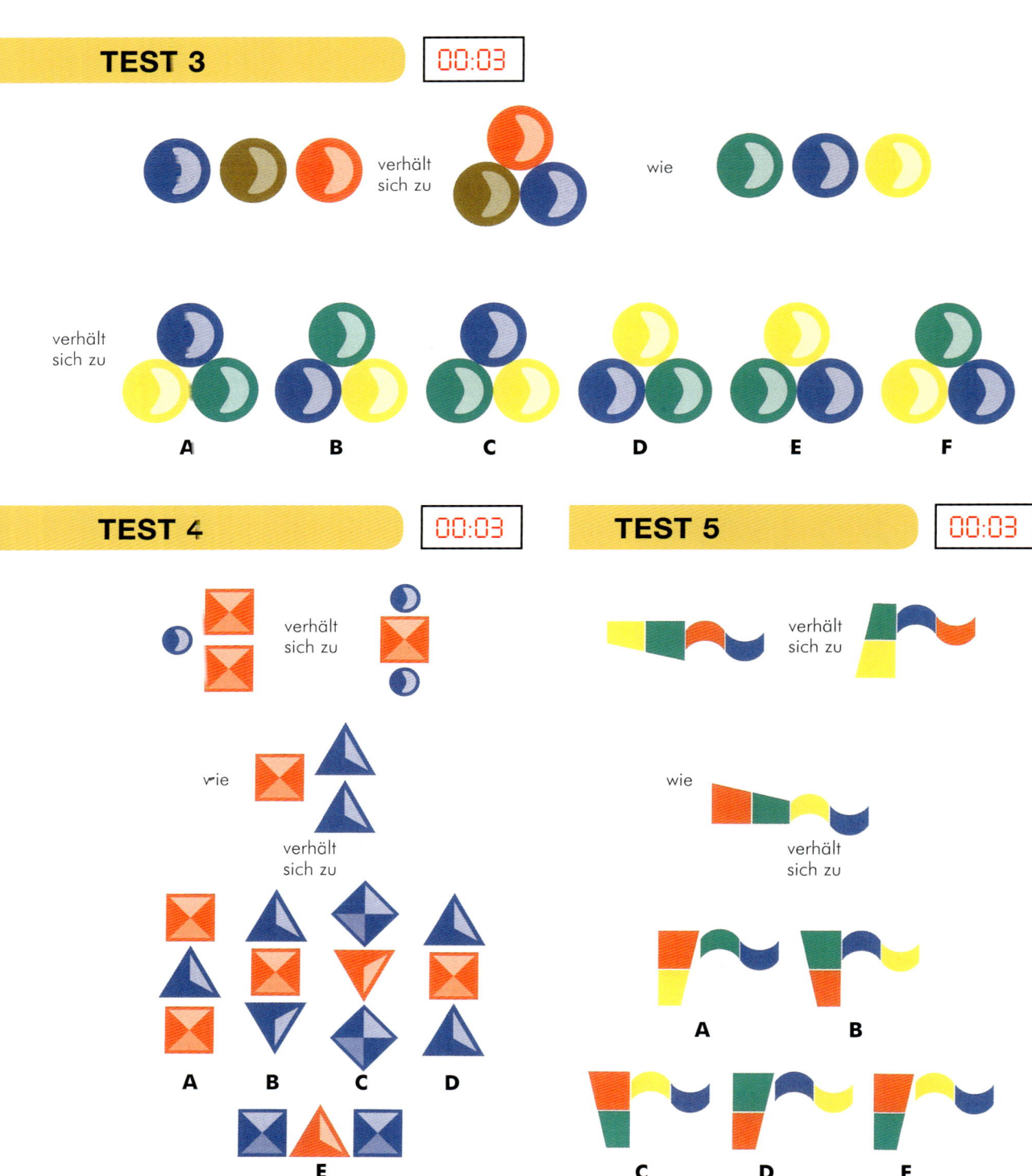

Die Lösungen finden Sie auf Seite 143 bis 147

Visueller Analogietest

TEST 6

00:03

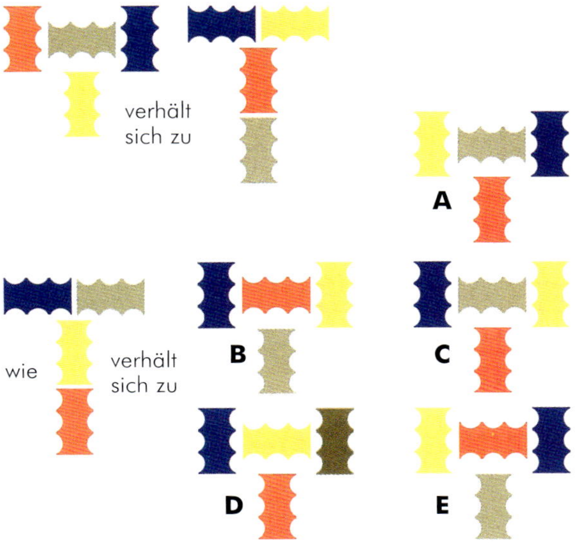
verhält
sich zu
wie
verhält
sich zu
A
B
C
D
E

TEST 7

00:03

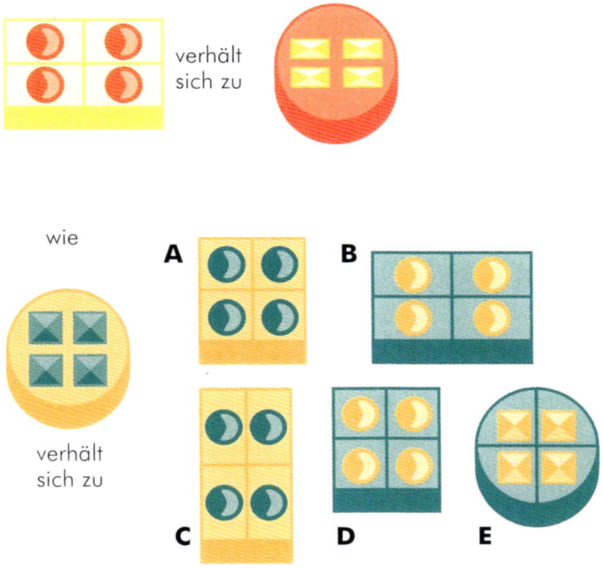
verhält
sich zu
wie
verhält
sich zu
A
B
C
D
E

TEST 8

00:03

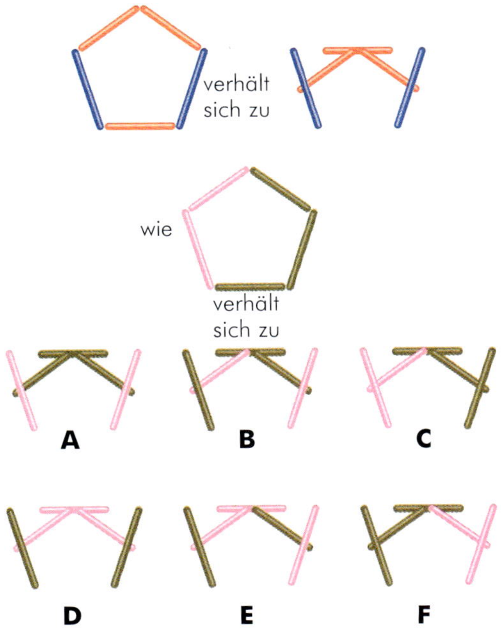
verhält
sich zu
wie
verhält
sich zu
A
B
C
D
E
F

TEST 9

00:03

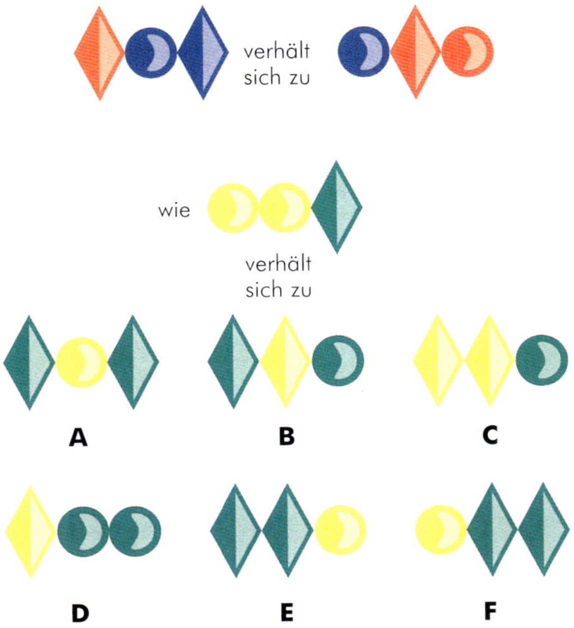
verhält
sich zu
wie
verhält
sich zu
A
B
C
D
E
F

Die Lösungen finden Sie auf Seite 143 bis 147

Visueller Zuordnungstest

Beispiel

Betrachten Sie in jedem Test genau die Kästchen und suchen Sie die Gemeinsamkeit. Zum Beispiel:

In welchem der fünf Kästchen unten würde ein hinzugefügter Punkt die gleichen Eedingungen erfüllen wie im Kästchen links?

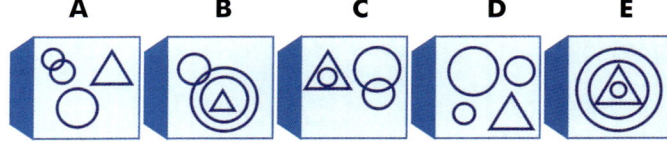

Lösung: **C**. Der Punkt befindet sich im Dreieck und in einem Kreis.

`00:27` > Zeitlimit: Maximal 27 Minuten für die Tests 1 bis 9

TEST 1 `00:03`

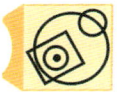 In welchem der folgenden Kästchen würde ein hinzugefügter Punkt die gleichen Bedingungen erfüllen wie im Kästchen links?

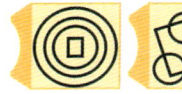 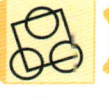 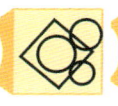  

A   **B**   **C**   **D**   **E**

TEST 2 `00:03`

 Welches der untenstehenden Kästchen hat mit dem Kästchen links am meisten gemeinsam?

  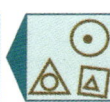 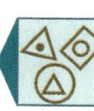 

A   **B**   **C**   **D**   **E**

TEST 3 `00:03`

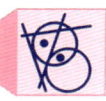 In welchem der folgenden Kästchen würde ein hinzugefügter Punkt bewirken, dass beide Punkte die gleichen Bedingungen erfüllen wie im Kästchen links?

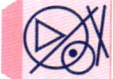 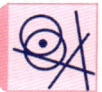 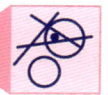 

A   **B**   **C**   **D**   **E**

TEST 4 `00:03`

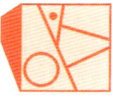 Welches der untenstehenden Kästchen hat mit dem Kästchen links am meisten gemeinsam?

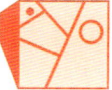 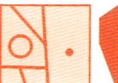 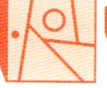 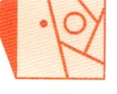

A   **B**   **C**   **D**   **E**

Die Lösungen finden Sie auf Seite 143 bis 147

Visueller Zuordnungstest

TEST 5 `00:03`

 In welchem der folgenden Kästchen würde ein hinzugefügter Punkt bewirken, dass beide Punkte die gleichen Bedingungen erfüllen wie im Kästchen links?

  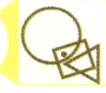 

A   **B**   **C**   **D**   **E**

TEST 6 `00:03`

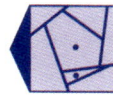 In welchem der folgenden Kästchen würde ein hinzugefügter Punkt bewirken, dass beide Punkte die gleichen Bedingungen erfüllen wie im Kästchen links?

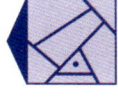 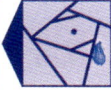 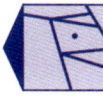 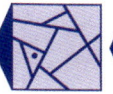 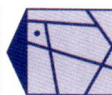

A   **B**   **C**   **D**   **E**

TEST 7 `00:03`

 In welchem der folgenden Kästchen würde ein hinzugefügter Punkt bewirken, dass beide Punkte die gleichen Bedingungen erfüllen wie im Kästchen links?

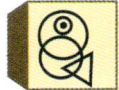 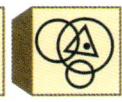 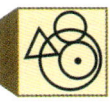  

A   **B**   **C**   **D**   **E**

TEST 8 `00:03`

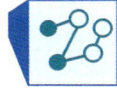 Welches der untenstehenden Kästchen hat mit dem Kästchen links am meisten gemeinsam?

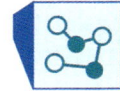 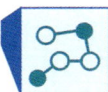 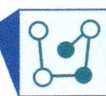 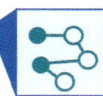 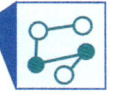

A   **B**   **C**   **D**   **E**

TEST 9 `00:03`

 Welches der untenstehenden Kästchen hat mit dem Kästchen links am meisten gemeinsam?

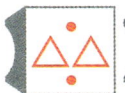 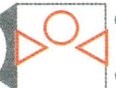 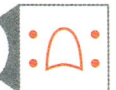  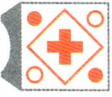

A   **B**   **C**   **D**   **E**

Visueller Kreativitätstest

1:

Beispiel

Teilen Sie die Figur mit einem Schnitt in zwe gleiche Teile.

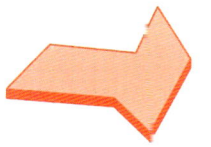 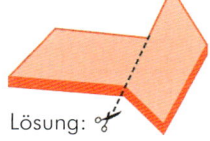

Lösung: ✂

`00:36` > Zeitlimit: Maximal 36 Minuten für die Tests 1 bis 9

TEST 1 `00:04`

Teilen Sie das Quadrat in vier gleich große Teile, so dass jedes Teil jede der vier Farben enthält.

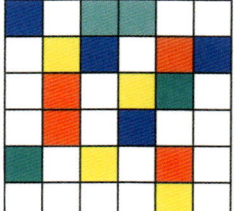

TEST 2 `00:04`

Ordnen Sie dre Streichhölzer so an, dass vier Dreiecke entstehen.

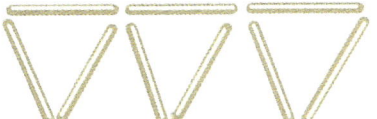

TEST 3 `00:04`

Vervollständigen Sie die Strecke von A nach B, ohne den Bleistift vom Papier abzuheben und indem Sie jede Linie entlangfahren. Ihre Linien dürfen sich kreuzen, aber nicht denselben Weg zurücklaufen.

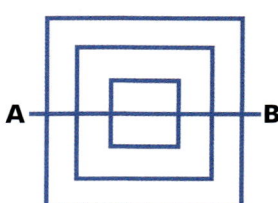

TEST 4 `00:04`

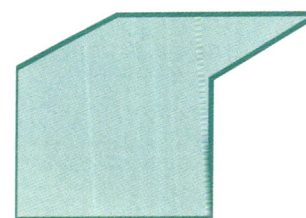

Machen Sie mit zwei Geraden einen Schnitt, der die Figur in zwei gleiche Hälften teilt.

TEST 5 `00:04`

Welcher Kreis liegt dem Kreis direkt gegenüber, der drei Stellen gegen den Uhrzeigersinn von dem Kreis entfernt ist, welcher direkt gegenüber dem schwarzen Kreis liegt?

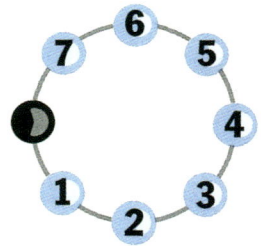

TEST 6 `00:04`

Acht würfelförmige Blöcke wurden zusammengeklebt und ihre Außenseiten so bemalt, dass keine zwei Felder derselben Farbe gleiche Kanten haben. Wie viele Felder jeder Farbe sind am ganzen Würfel sichtbar?

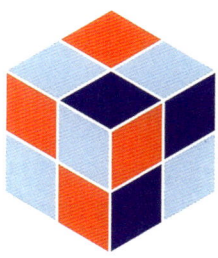

TEST 7 `00:04`

Hier ist ein bunter Würfel aus drei Richtungen zu sehen. Welche Farbe liegt gegenüber der roten?

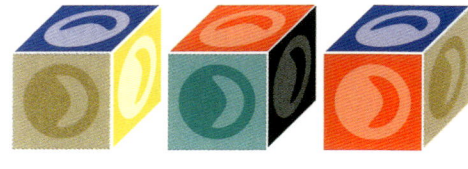

Visueller Kreativitätstest

TEST 8

`00:04`

Teilen Sie diese Figur in zwei gleiche Teile.

TEST 9

`00:04`

Welche Figur passt nicht in die Reihe?

A   B

C   D   E

Kleine Rätseltests

Beispiel

Welche vier Zahlen ersetzen die Fragezeichen?

9	8	7	3	9
3	7	8	?	?
7	3	9	?	?
8	9	3	7	8
9	8	7	3	9

Lösung:

9	3
8	7

`00:56` > Zeitlimit: Maximal 56 Minuten für die Tests 1 bis 14

TEST 1 `00:04`

Welche Zahl ersetzt das Fragezeichen?

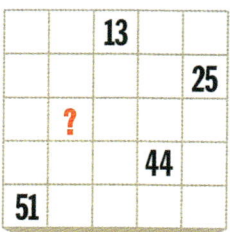

TEST 2 `00:04`

3829 verhält sich zu **2398**

wie **5672** zu **7526**,

wie **1534** zu **?**

TEST 3 `00:04`

Was haben die folgenden Namen gemeinsam?

Milford Haven
Ludwigshafen
Westmorland
Schweiz
Persischer Golf
Glastonbury
Charleston

TEST 4 `00:04`

Ein Mann befindet sich allein auf einer Insel. Er hat keine Nahrung, kein Wasser und kein Transportmittel. Trotzdem macht er sich keine Sorgen. Warum?

TEST 5 `00:04`

```
      5
    7   9
  10  4   8
 4  7  10  3
7 10  4  7  ?
```

Welche Zahl ersetzt das Fragezeichen?

TEST 6 `00:04`

Vor drei Jahren besuchte ich Pasadena, vor zwei Jahren Adelaide, und vor einem Jahr verlor ich mein ganzes Geld in Las Vegas. Nächstes Jahr möchte ich entweder Anglesey in Wales, Veracruz in Mexiko oder Thailand besuchen. Wofür werde ich mich Ihrer Meinung nach entscheiden?

TEST 7 `00:04`

Welche Zahl ersetzt das Fragezeichen?

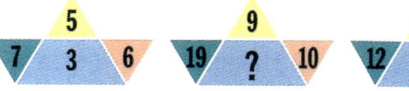

Die Lösungen finden Sie auf Seite 143 bis 147

Kleine Rätseltests

TEST 8
`00:04`

Welche Zahl ersetzt das Fragezeichen?

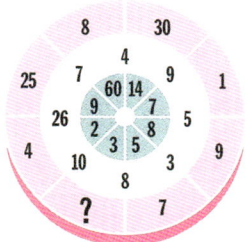

TEST 9
`00:04`

Welche Symbole ersetzen das Fragezeichen?

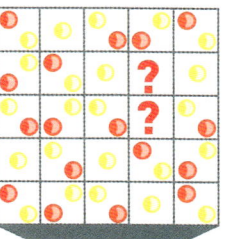

TEST 10
`00:04`

Welche Zahl ersetzt das Fragezeichen?

**7564928
4928756
8756492
?**

TEST 11
`00:04`

Welche Zahl ersetzt das Fragezeichen?

**21.3,
21.9,
23.1,
23.7,
24.9,
26.4,
?**

TEST 12
`00:04`

I L A

Welcher Buchstabe vervollständigt die obige Reihe?

TEST 13
`00:04`

Welcher Buchstabe ersetzt das Fragezeichen?

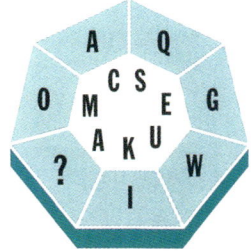

TEST 14
`00:04`

Welches ist die nächste Figur in der obigen Reihe?

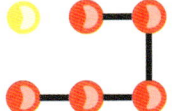 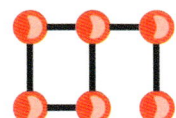 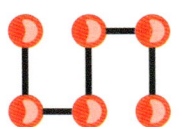 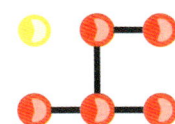

Die Lösungen finden Sie auf Seite 143 bis 147

Schnelligkeitstest

Beispiel

Jede Aussage ist entweder **RICHTIG** oder **FALSCH**. Zum Beispiel:

49 Minuten nach 9.00 Uhr ist dasselbe wie 11 Minuten vor 10.00 Uhr.
Lösung: **RICHTIG**

`00:15` Zeitlimit: Maximal 15 Minuten für alle Fragen

ZAHLEN

1. Zwei der folgenden Zahlen ergeben zusammen 19:3, 4, 8, 10, 13, 17 **richtig** oder **falsch**

2. Die ungeraden Zahlen in der Zahlenfolge 78432169 ergeben zusammen 21. **richtig** oder **falsch**

3. Die Zahl 717328162 ergibt umgekehrt geschrieben 261823717. **richtig** oder **falsch**

4. Acht Strauße und sechs Tiger haben 40 Beine. **richtig** oder **falsch**

5. Wenn ich alle Zahlen von 1 bis 20 aufschreibe, steht die Zahl eins zwölf Mal da. **richtig** oder **falsch**

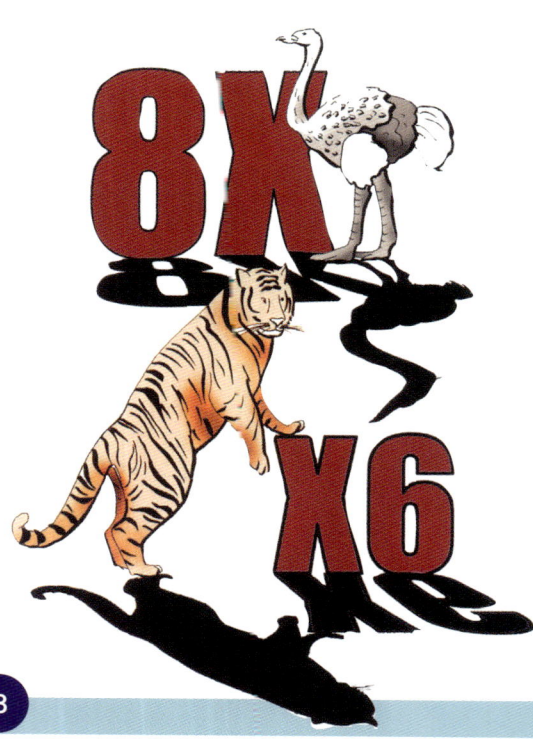

6. Ich habe 100 Euro und verschenke davon 40 Prozent, dann weitere 25 Euro. Jetzt habe ich nur noch 45 Euro. **richtig** oder **falsch**

7. 1, 3, 7 ,15, ? Die Zahl 31 ist die logische Fortsetzung der Reihe. **richtig** oder **falsch**

8. Zwei der Zahlen 18, 56, 32, 54, 24, 68 ergeben zusammen 100. **richtig** oder **falsch**

9. Wenn Sie vier Fünftel von 100 Euro haben und 22 Euro ausgeben, bleiben Ihnen 58 Euro. **richtig** oder **falsch**

SPRACHE

1. Man kann das Wort MAGNETISCH schreiben, indem man alle Buchstaben außer einem des Wortes ENIGMATISCH benutzt. **richtig** oder **falsch**

2. Das Wort GEOGRAPHIE kann man mit den ersten Buchstaben der Wörter im folgenden Satz schreiben: Georg Elsners Oma Gerda randalierte an Pfingsten im Edelrestaurant. **richtig** oder **falsch**

3. Ella rüffelte Detlef für alle ist ein Satz, den man vorwärts und rückwärts lesen kann. **richtig** oder **falsch**

4. Aus den mittleren zwei Buchstaben der Worte ALFRED, STEREO und BLEIBE kann man das Wort FREIER bilden. **richtig** oder **falsch**

5. Der Satz »Ist Berlin deine Lieblingsstadt?« enthält den Namen eines Baumes. **richtig** oder **falsch**

6. Dieser Satz enthält den Buchstaben e fünf Mal. **richtig** oder **falsch**

Die Lösungen finden Sie auf Seite 143 bis 147

LOGIK

1. Im Alphabet ist der erste Buchstabe vor dem zweiten Buchstaben nach dem Buchstaben F der Buchstabe G.

richtig oder **falsch**

2. Wenn mein Haus von einem Ende der Reihe aus das Zehnte und vom anderen Ende aus das Sechste ist, stehen in der Reihe 17 Häuser.

richtig oder **falsch**

3. Die Zahl 4 ist um 20 kleiner als die Zahl, die man erhält, wenn man 4 mit 6 multipliziert.

richtig oder **falsch**

4. Wenn ich drei Kilometer nach Norden gehe, dann zwei Kilometer nach rechts und dann zwei Kilometer nach Süden, muss ich zwei Kilometer nach Osten gehen, um wieder meinen Ausgangspunkt zu erreichen.

richtig oder **falsch**

5. Toni ist kleiner als Anna, und Bernd ist größer als Toni. Darum ist Toni der Kleinste der drei.

richtig oder **falsch**

6. Wenn drei Leute einander jeweils mit »Hallo!« begrü.en, wird das Wort hallo sechs Mal ausgesprochen.

richtig oder **falsch**

7. Ich kenne drei Wege von A nach B und zwei von B nach C. Also kenne ich fünf Wege von A nach C.

richtig oder **falsch**

8. Wenn Freitag der dritte Tag des Monats ist, dann ist der nächste Dienstag der siebente Tag des Monats.

richtig oder **falsch**

9. Der 15. Dezember kommt 35 Tage nach dem 10. November.

richtig oder **falsch**

RÄUMLICHES VORSTELLUNGSVERMÖGEN

1. Wenn man das Wort TOP unter das Wort BAD und die Abkürzung DIN unter das Wort TOP schreibt, kann man diagonal das Wort BIN lesen.

richtig oder **falsch**

2. Der Minutenzeiger einer auf dem Kopf stehenden Uhr zeigt nach links, wenn es Viertel nach eins ist.

richtig oder **falsch**

3. Ein Quadrat mit einer Seitenlänge von 20 cm passt in einen Kreis mit einem Radius von 20 cm.

richtig oder **falsch**

4. Wenn ich in den Spiegel schaue und meine Digitaluhr 11 nach 12 anzeigt, ist es in Wirklichkeit 12 nach 11.

richtig oder **falsch**

5. Man kann ein Dreieck durch zwei Linien in drei kleine Dreiecke teilen.

richtig oder **falsch**

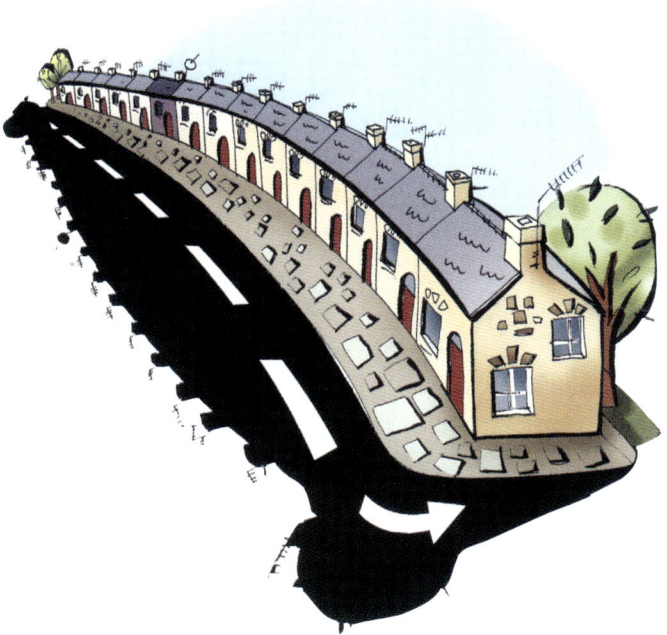

ÜBUNGEN

NACHDEM SIE WISSEN, MIT WELCHEN FERTIGKEITEN SIE PROBLEME HABEN, KÖNNEN SIE ANFANGEN, DIESE DURCH ÜBUNG ZU STÄRKEN.

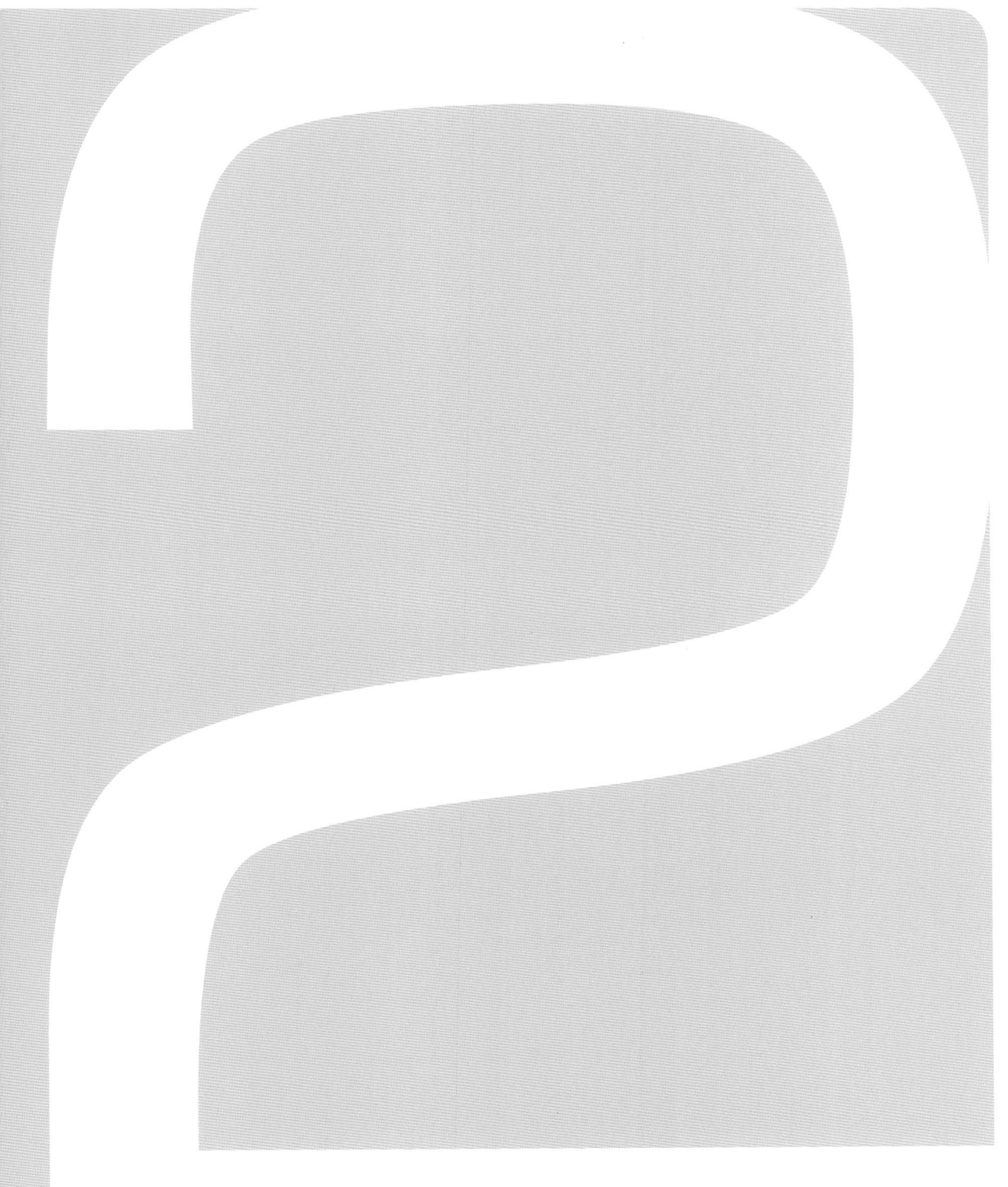

TEIL

Übungen für die rechte Hirnhälfte

iele Menschen würden gerne einen Roman schreiben, aber nur sehr wenige kommen über das Anfangsstadium hinaus. Um kreative Aufgaben zu lösen, müssen Sie Ihrer rechten Hemisphäre die Möglichkeit geben, ihre schöpferischen Ideen fließen zu lassen.

Um das zu erreichen, können Sie beispielsweise die linke Hirnhälfte weniger aktivieren oder sie durch Langeweile »auf Sparflamme schalten«. Das gelingt vielleicht während einer langen Bahn- oder Flugreise. Dann kann die rechte Hemisphäre kreativer sein, weil die von ständigem Informationsinput beherrschte linke Hälfte sie weniger stört. Oder Sie suchen einen ruhigen Platz auf, ohne Ablenkung durch Telefonanrufe oder Gespräche. Auch nachts vor dem Einschlafen oder im Traum fließen die Ideen besser. Halten Sie Papier und Bleistift griffbereit, und notieren Sie alle Ideen, ohne zu überlegen, ob sie gut sind und ob Ihre Rechtschreibung stimmt. Entspannen Sie sich, und lassen Sie die Worte und Ideen fließen. Wenn Ihnen nichts mehr einfällt, lesen Sie Ihre Notizen durch und anschließend noch einmal. Dann beginnen Sie, jene Teile auszufeilen, die Ihre Fantasie und Kreativität anregen. Wecken Sie nun Ihre linke Hirnhälfte, um Ordnung in Ihre Notizen zu bringen.

Es schadet nicht, wenn sie chaotisch aussehen, denn das lässt sich leicht beheben – genau darin ist ein linksorientierter Mensch gut. Das Wichtigste ist, dass Sie etwas Originelles geschaffen haben.

KREATIVES SCHREIBEN

Probieren Sie jetzt folgende Übung:
Auf den beiden Gemälden unten sind mehrere Menschen und Tiere abgebildet, Wählen Sie eine oder zwei Figuren aus, und versuchen Sie nach der eben beschriebenen Methode 1000 bis 3000 Wörter über sie zu schreiben.

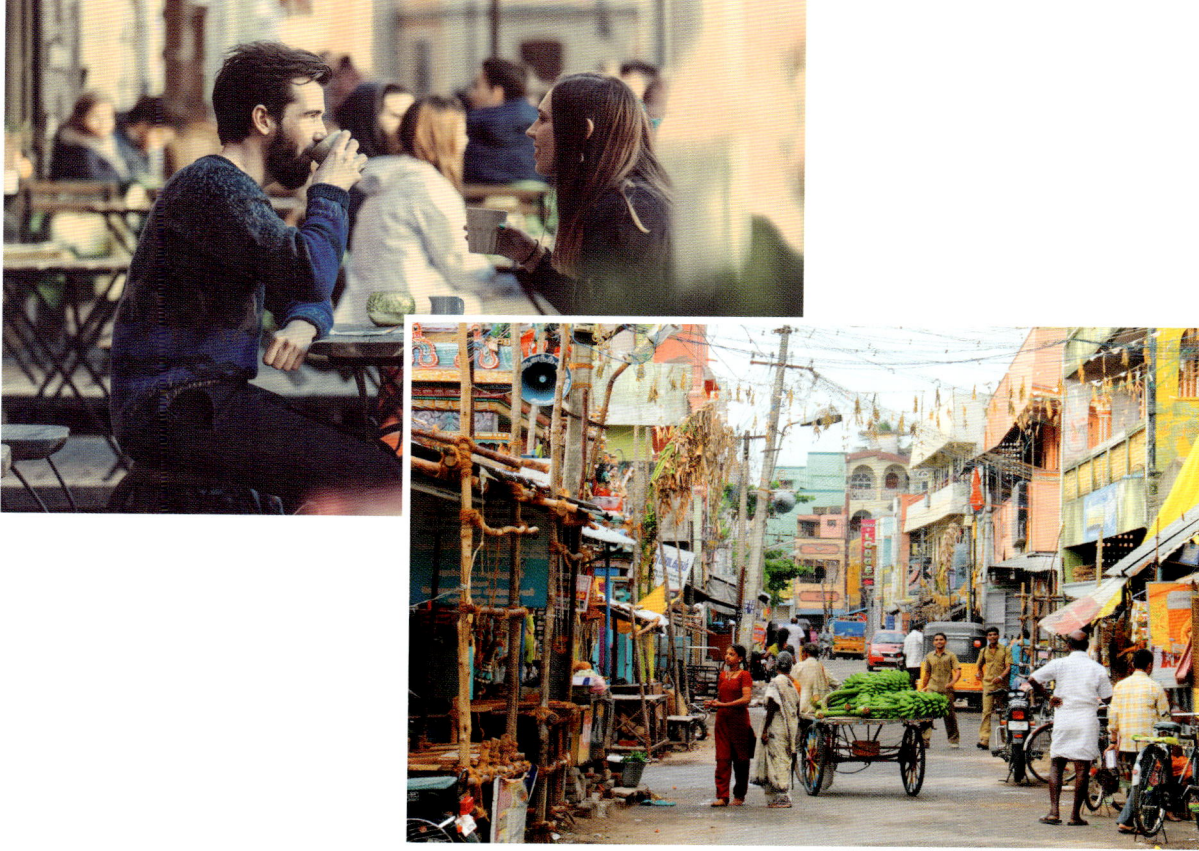

Die Lösungen finden Sie auf Seite 148 bis 159

Übungen für die rechte Hirnhälfte

Beispiel

Diese Zahlenrätsel schulen das laterale Denken und die Kreativität. Sie brauchen dafür nur ein wenig mathematisches Grundwissen. Unterschätzen Sie die Aufgaben dennoch nicht – vielleicht müssen Sie um die Ecke denken. Wenn Sie diese Rätsel nicht auf Anhieb lösen können, probieren Sie es einfach später noch einmal.

Zum Beispiel:
Welche Zahl fehlt in dem Quadrat

Lösung: **8.** Jede Zahl entspricht der doppelten Seitenzahl der Figur, in der sie steht.

ÜBUNG 1

Welche Zahl ersetzt das Fragezeichen?

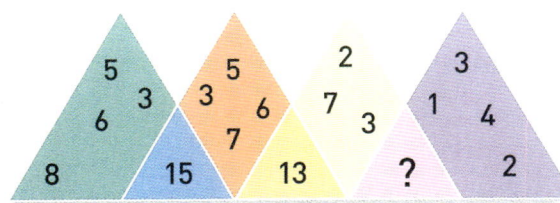

ÜBUNG 2

Welche Zahl ersetzt das Fragezeichen?

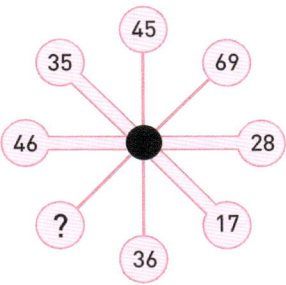

ÜBUNG 3

Welche Zahl ersetzt das Fragezeichen?

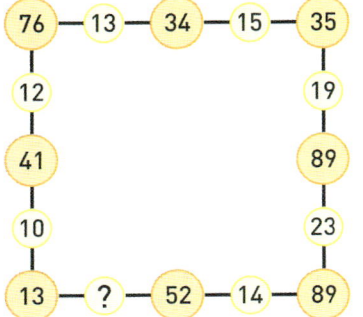

ÜBUNG 4

Welche Zahl ersetzt das Fragezeichen?

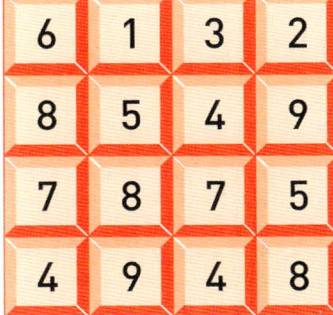
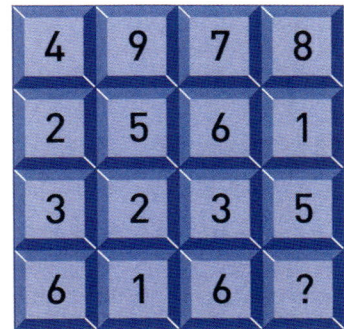

Die Lösungen finden Sie auf Seite 148 bis 159

Übungen für die rechte Hirnhälfte

ÜBUNG 5

Welche Zahl ersetzt das Fragezeichen?

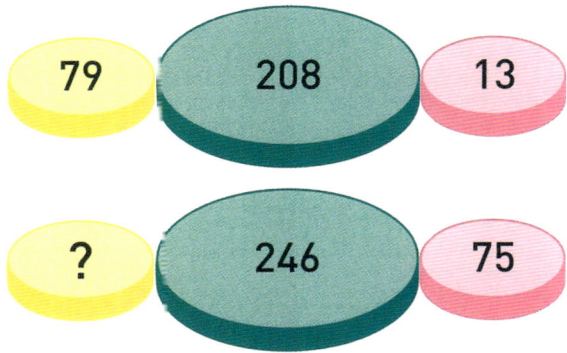

ÜBUNG 6

Welche Zahl ersetzt das Fragezeichen?

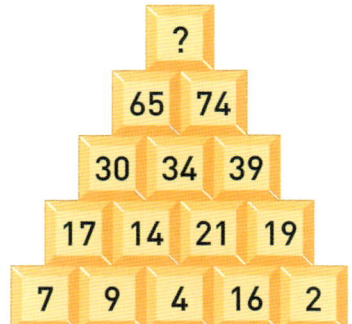

ÜBUNG 7

Welche Zahl ersetzt das Fragezeichen?

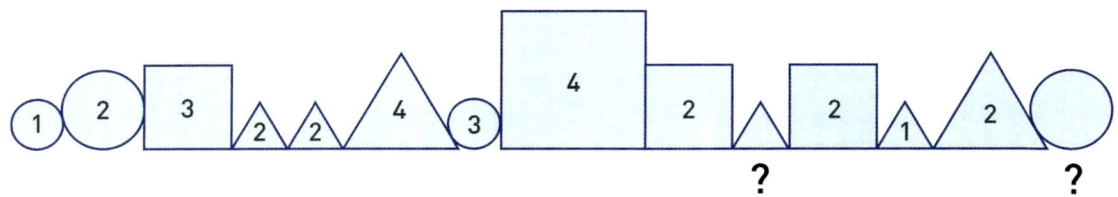

ÜBUNG 8

Welche Zahl ersetzt das Fragezeichen?

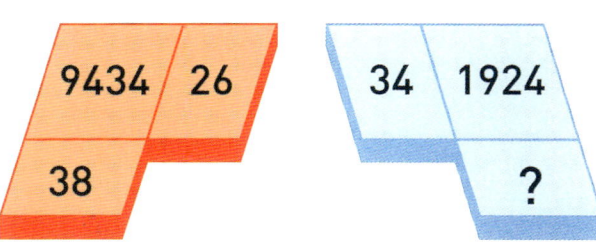

ÜBUNG 9

Welche Zahl ersetzt das Fragezeichen?

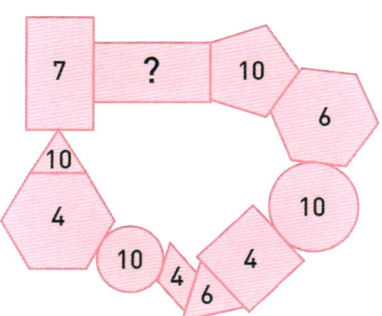

Die Lösungen finden Sie auf Seite 148 bis 159

ÜBUNG 10

Welche Zahl ersetzt das Fragezeichen?

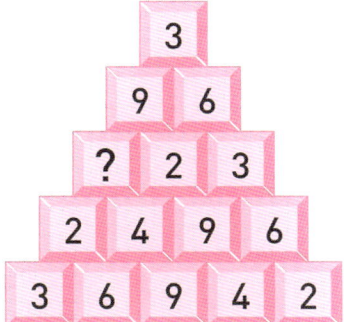

ÜBUNG 11

Welche Zahl ersetzt das Fragezeichen?

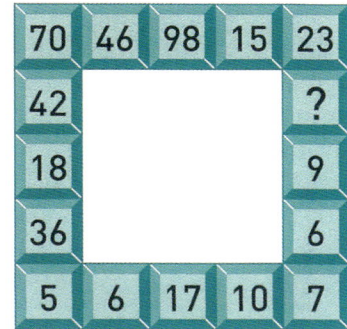

ÜBUNG 12

Welche Zahl ersetzt das Fragezeichen?

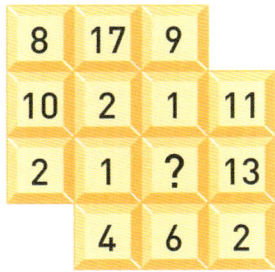

ÜBUNG 13

Welche Zahl ersetzt das Fragezeichen?

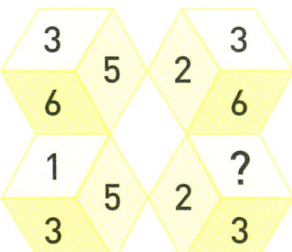

ÜBUNG 14

Welche Zahl ersetzt das Fragezeichen?

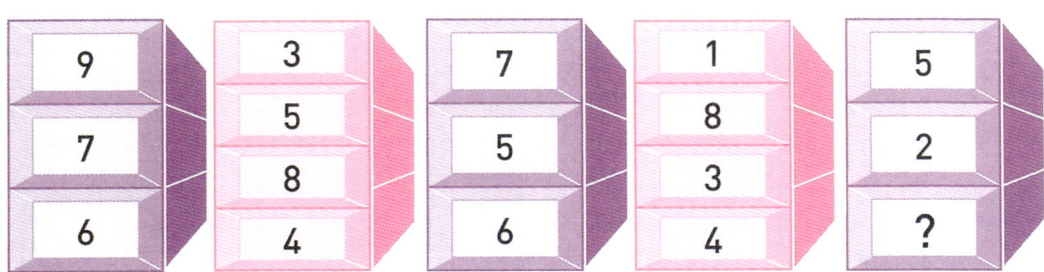

Die Lösungen finden Sie auf Seite 148 bis 159

Übungen für die rechte Hirnhälfte

ÜBUNG 15

Welche Zahl ersetzt das Fragezeichen?

ÜBUNG 16

Welche Zahl ersetzt das Fragezeichen?

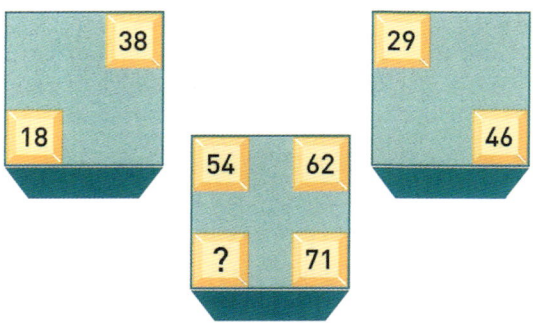

ÜBUNG 17

Welche Zahl ersetzt das Fragezeichen?

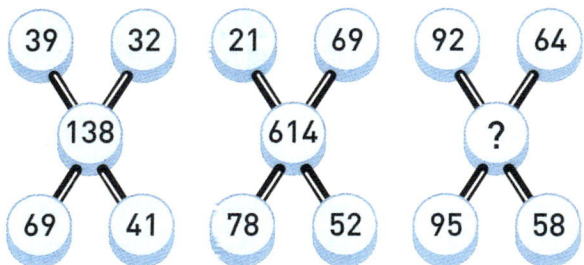

ÜBUNG 18

Welche Zahl ersetzt das Fragezeichen?

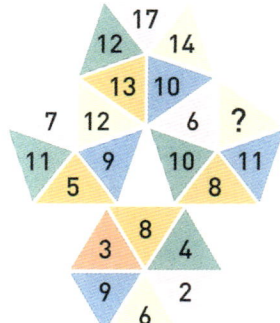

ÜBUNG 19

Welche Zahl ersetzt das Fragezeichen?

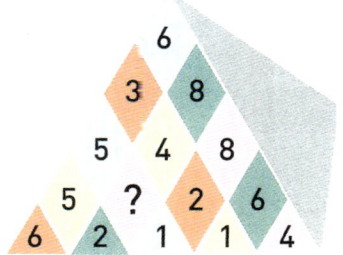

ÜBUNG 20

Welche Zahl ersetzt das Fragezeichen?

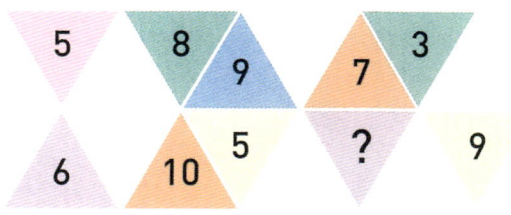

Die Lösungen finden Sie auf Seite 148 bis 159

Übungen für die rechte Hirnhälfte

Beispiel

Alle folgenden Buchstaben- und Wörterrätsel setzten ein wenig laterales Denken voraus. Die Übungen sollen nicht Ihr Wissen über Wortbedeutungen prüfen (das erledigt die linke Hirnhälfte), sondern die Flexibilität Ihres Denkens. Bei mehreren Übungen müssen Sie das Rätsel selbst analysieren, verborgene Muster oder Bedeutungen finden und schließlich die sichtbaren Grenzen des Rätsels überschreiten, um die Lösung zu finden.

ÜBUNG 1

Welches Wort setzt die folgende Reihe fort?

Ist es:

Käppchen
Saft
Sucht
Anlage

Beweis
Pause
Charme
Schloss
oder **Treppe?**

ÜBUNG 2

Welcher Buchstabe ersetzt das Fragezeichen?

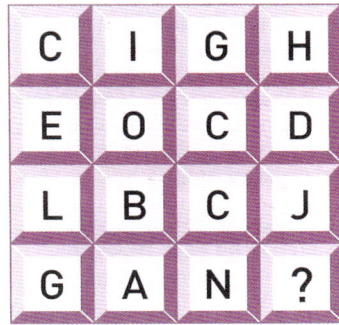

ÜBUNG 3

Was haben diese Ausdrücke gemeinsam?

Pool-Leiter
Kaffeetisch
Nüsse essen
Belle Epoque

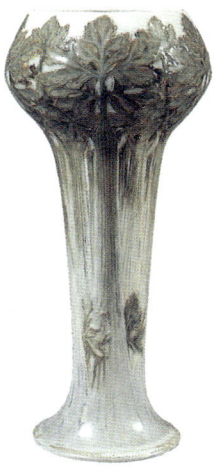

ÜBUNG 4

Welcher Buchstcbe ersetzt das Fragezeichen?

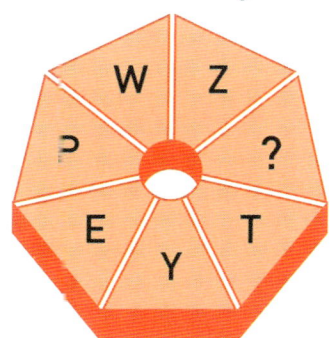

ÜBUNG 5

Welche drei Buchstaben gehören ins dritte Oval?

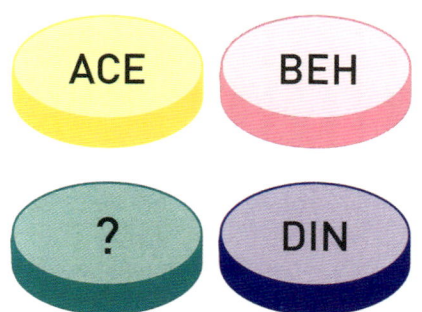

ÜBUNG 6

Welcher Buchstabe ersetzt das Fragezeichen?

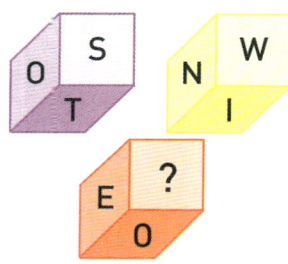

ÜBUNG 7

Welche beiden Wörter gehören nicht in die Gruppe?

ago, elaborate, sat, rob, sentenced, outplayed, net, fantastic, lap, arrogance

ÜBUNG 8

Welcher Buchstabe ersetzt das Fragezeichen?

A, E, F, M, ?, W, Y

ÜBUNG 9

Welcher Buchstabe ersetzt das Fragezeichen?

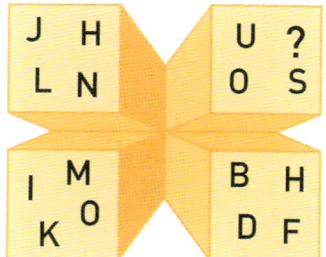

Die Lösungen finden Sie auf Seite 148 bis 159

Dieser Test wurde vor über 50 Jahren entwickelt, um das kreative Denken zu schulen. Es gibt mehrere Lösungen für das Problem, aber eine ist allen anderen klar überlegen. Sie haben eine Kerze, eine Schachtel Streichhölzer und eine Schachtel Reißnägel zur Verfügung und müssen nur mit diesen drei Gegenständen die Kerze so an einer Holz-tür befestigen, dass sie genügend Licht zum Lesen spendet.

Wie erreichen Sie das am besten?

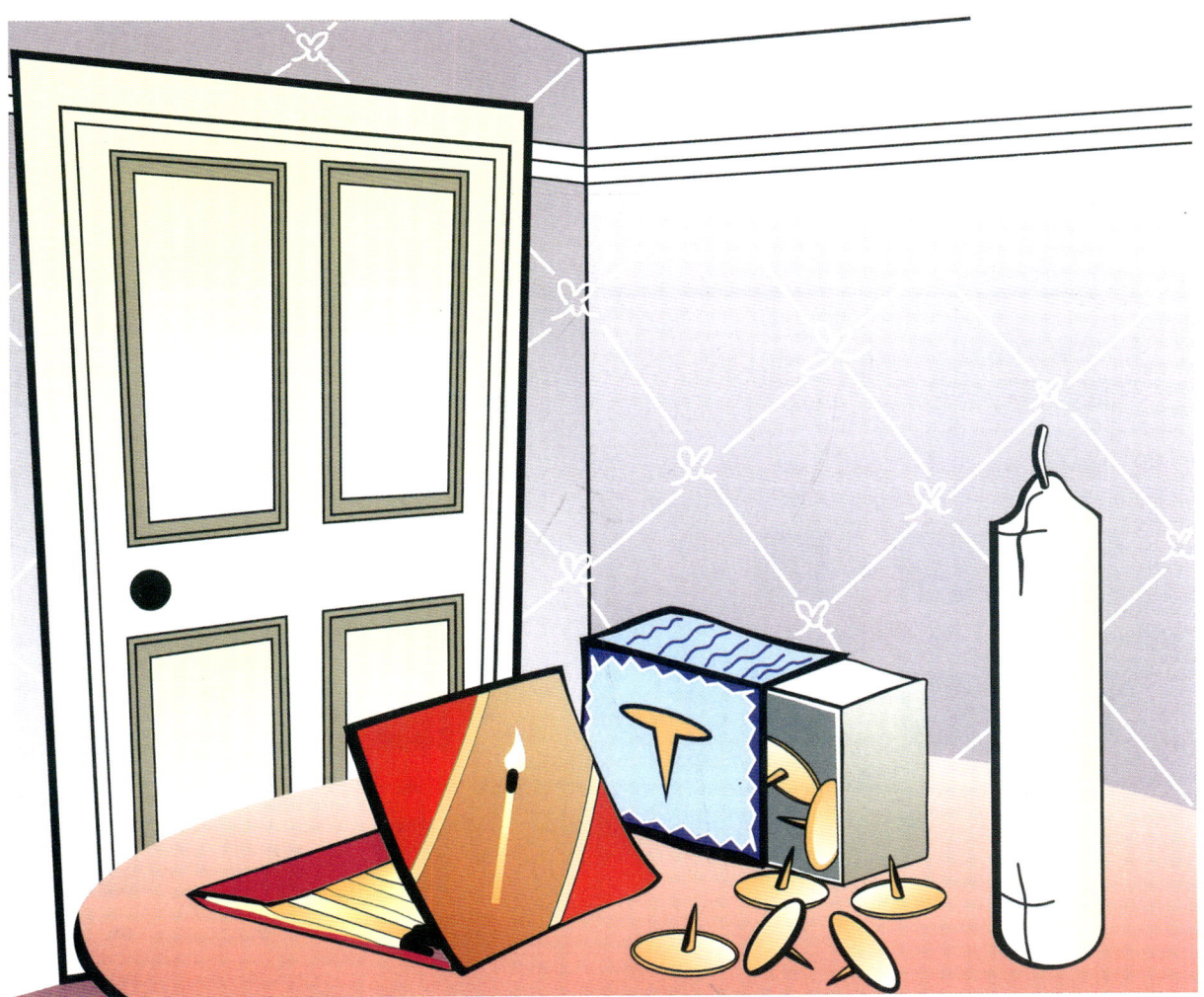

Übungen für die rechte Hirnhälfte

Sie brauchen keine mathematischen Kenntnisse, um diese beiden etwas verrückten Zahlenrätsel zu lösen – kreatives Denken genügt, um cas Unwahrscheinliche und Unerwartete zu entdecken.

ÜBUNG 1

Welche Zahl ersetzt das Fragezeichen?

1
11
21
1112
3112
211213
312213
212223
114213
31121314
41122314
31221324
21322314
?

ÜBUNG 2

Welche Zahl ersetzt das Fragezeichen?

9,   18,   23,   26,   29,   46,   ?,   52

ÜBUNG 3

Unten sehen Sie fünf Gläser Orangensaft und fünf leere Gläser.

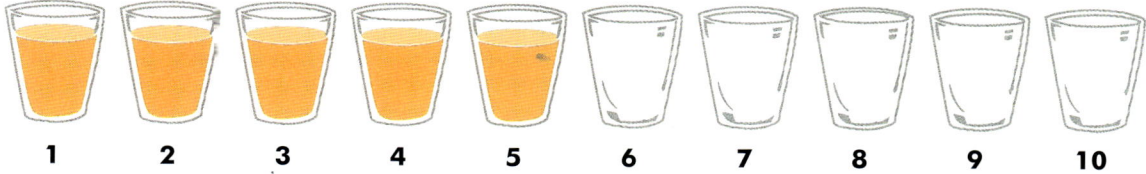

Wie viele Gläser müssen Sie umstellen, damit immer noch zehn Gläser dastehen, volle und leere Gläser sich jedoch abwechseln?

Sam Lloyd war ein kreatives Genie des 19. Jahrhunderts. Er dachte sich Tausende von originellen Rätseln aus, von denen viele heute noch bekannt sind.

Lloyd wurde 1841 in Philadelphia geboren und war erst 17, als er eines seiner berühmtesten Rätsel schuf: Die schlauen Esel.

Der Zirkuseigentümer P.T. Barnum kaufte das Rätsel und verkaufte es dann als P.T. Barnum's Trick Donkeys für jeweils einen Dollar während seiner Vorstellungen.

Man schneidet die drei Teile entlang der gestrichelten Linien aus und setzt sie anschließend so zusammen, dass die Reiter auf den Eseln sitzen.

Dies ist ein trügerisches Puzzle – selbst wenn jemand Ihnen die Lösung verrät, haben Sie sie beim nächsten Mal vielleicht schon vergessen.

Versuchen Sie, die Lösung vor Ihrem geistigen Auge zu sehen, ohne die Teile auszuschneiden. Dieses Rätsel ist eine wunderbare Schule des kreativen Denkens ist.

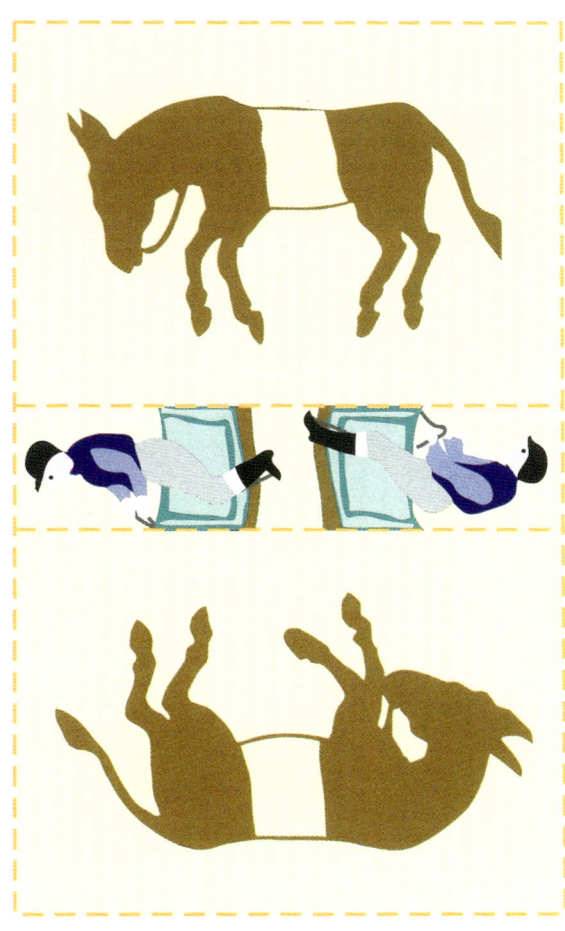

Übungen für die rechte Hirnhälfte

Die folgende Übung basiert auf der Gestaltpsychologie und auf Jacksons Test des divergenten Denkens, der vom Probanden verlangt, für einen Gegenstand – z.B. für einen Kamm oder ein Stück Zwirn – möglichst viele neue Verwendungszwecke zu finden.

Bei dieser Übung sollen Sie möglichst viele Nutzungsmöglichkeiten für einen Ziegelstein finden. Sie haben sechs Minuten Zeit, um bis zu elf Ideen aufzuschreiben. Die erste Zeile zeigt ein Beispiel.

1. *Man kann damit an einem windigen Tag die Garagentür offen halten.*

2. _____

3. _____

4. _____

5. _____

6. _____

7. _____

8. _____

9. _____

10. _____

11. _____

12. _____

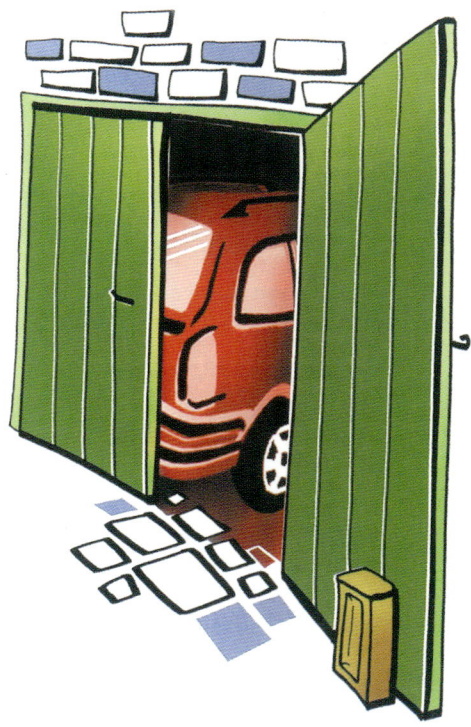

Bewertung:

2 Punkte für jede gute, originelle oder praktische Lösung.

1 Punkt für weniger originelle Lösungen, die immerhin als guter Versuch gelten können.

0 Punkte für völlig unpraktikable Lösungen.

0 Punkte für jede antisoziale Lösung, z. B.: mit dem Stein eine Scheibe einwerfen oder ihn jemandem an den Kopf werfen.

Analyse:

18 bis 24 Punkte: sehr kreativ und fantasievoll

13 bis 17 Punkte: überdurchschnittlich

7 bis 12 Punkte: durchschnittlich

0 bis 6 Punkte: Sie brauchen mehr Übung! Versuchen Sie nun, die Übung mit anderen Haushaltsgegenständen zu wiederholen, z.B. einem Eimer oder einem Gummiband.

Nach einem besonders heftigen Gewitter hat sich in Ihrem Garten eine kleine Pfütze gebildet. Alles, was Ihnen zur Verfügung steht, sind ein paar Gartenpflöcke und ein Maßband.

Wie können Sie die Größe der Pfütze berechnen?

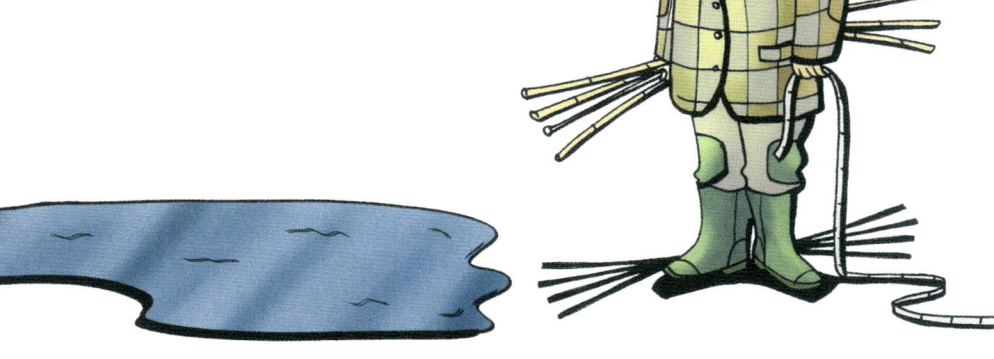

In jedem der nebenstehenden Quadrate sehen Sie Linien und geometrische Figuren. Machen Sie aus allen sechs Quadraten eine Zeichnung, und beziehen Sie dabei alle vorhandenen Linien und Figuren ein.

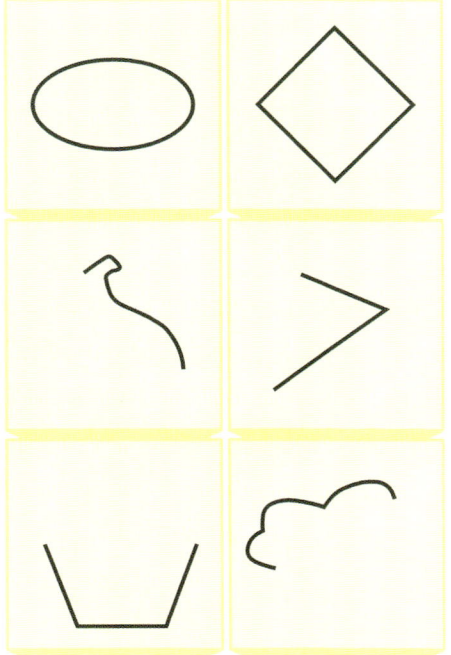

Zum Beispiel:

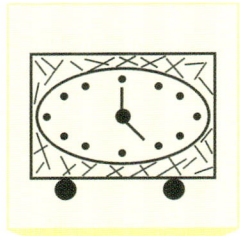

Wiederholen Sie diese Übung, so oft Sie wollen. Nutzen Sie die Linien und Figuren rechts als Ausgangspunkt, oder denken Sie sich neue aus, für sich oder auch für Familienmitglieder und Freunde.

Übungen für die rechte Hirnhälfte

Versuchen Sie, jede der folgenden 20 Zeichnungen zu deuten – so kühn wie möglich.
Auf den ersten Blick mag Ihnen zum Beispiel die erste Zeichnung wie eine Mondsichel vorkommen, die hell am Nachthimmel steht. Aber könnte es nicht auch das funkelnde Auge einer einäugigen Katze sein, die Sie aus einem stockdunklen Keller anstarrt?

Wenn Sie Ihre Fantasie beurteilen wollen, machen Sie diese Übung zusammen mit Freunden. Es kommt darauf an, Ihrer Fantasie freien Lauf zu lassen und Hemmungen abzulegen. Je mehr Leute über Ihre Einfälle lachen, desto effektiver haben Sie wahrscheinlich Ihr Vorstellungsvermögen genutzt.

Viel Spaß!

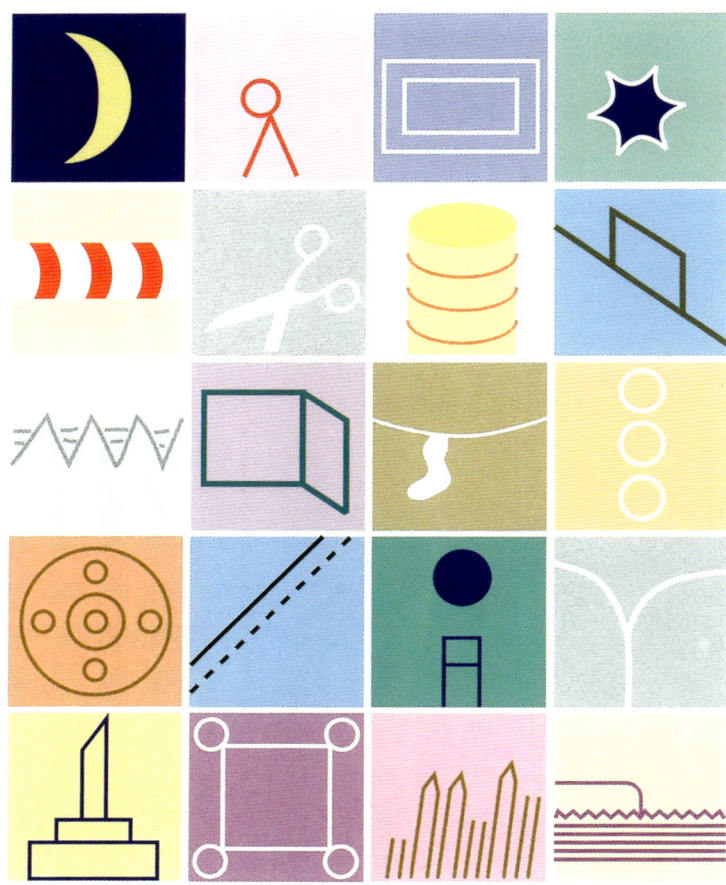

Übungen für die linke Hirnhälfte

Beispiel

Tragen Sie die vorgegebenen Zahlen so in die Kreise ein, dass für jeden Kreis folgende Aussage zutrifft: Die Summe der Zahlen in den mit ihm verbundenen Kreisen entspricht der Zahl, die für ihn in der Liste festgelegt ist.

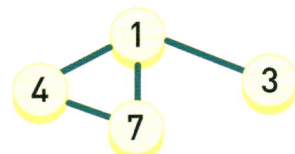

Lösung:
1 = 14 (4+7+3)
4 = 8 (7+1)
7 = 5 (4+1)
3 = 1

ÜBUNG 1

Tragen Sie die Zahlen 1–7 ein.

1 = 11
2 = 9
3 = 19
4 = 10
5 = 3
6 = 7
7 = 3

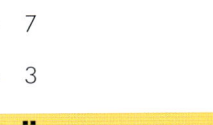

ÜBUNG 2

Tragen Sie die Zahlen 1–7 ein.

1 = 12
2 = 14
3 = 9
4 = 16
5 = 14
6 = 3
7 = 11

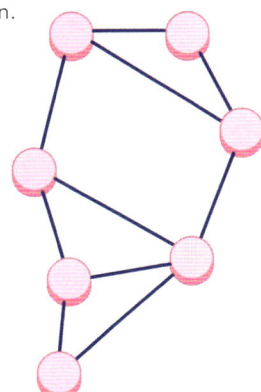

ÜBUNG 3

Tragen Sie die Zahlen 1–8 ein.

1 = 32
2 = 1
3 = 14
4 = 16
5 = 8
6 = 4
7 = 10
8 = 8

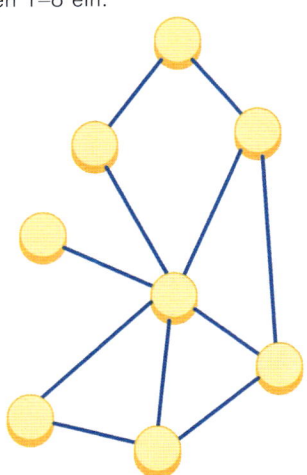

ÜBUNG 4

Tragen Sie die Zahlen 1–9 ein.

1 = 16
2 = 27
3 = 23
4 = 18
5 = 2
6 = 10
7 = 16
8 = 5
9 = 5

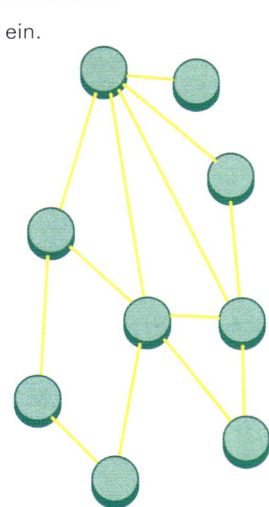

Die Lösungen finden Sie auf Seite 148 bis 159

Übungen für die linke Hirnhälfte

ÜBUNG 5

Tragen Sie die Zahler 1–7 ein.

1 = 17

2 = 11

3 = 1

4 = 2

5 = 14

6 = 7

7 = 6

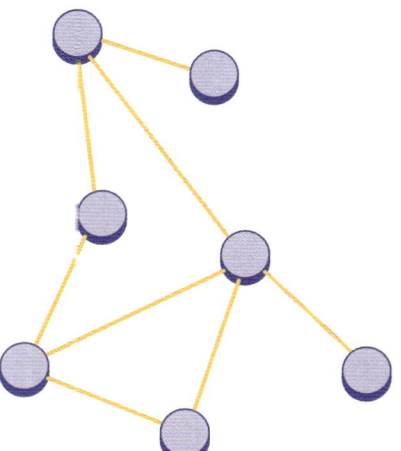

ÜBUNG 6

Tragen Sie die Zahlen 1–7 ein.

1 = 11

2 = 22

3 = 5

4 = 8

5 = 9

6 = 2

7 = 3

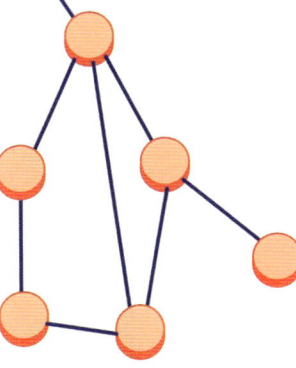

ÜBUNG 7

Tragen Sie die Zahler 1–7 ein.

1 = 14

2 = 16

3 = 14

4 = 2

5 = 10

6 = 4

7 = 10

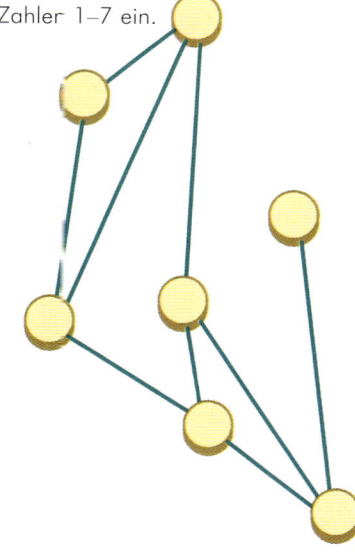

ÜBUNG 8

Tragen Sie die Zahlen 1–7 ein.

1 = 10

2 = 5

3 = 12

4 = 14

5 = 13

6 = 11

7 = 15

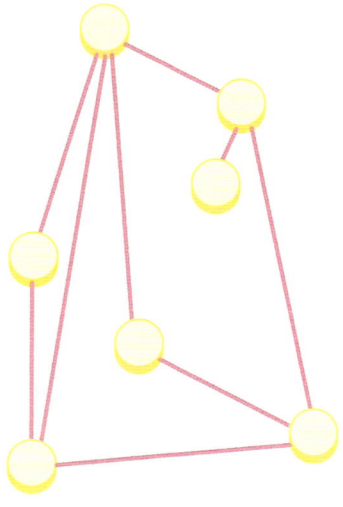

Die Lösungen finden Sie auf Seite 148 bis 159

Übungen für die linke Hirnhälfte

ÜBUNG 9

Tragen Sie die Zahlen 1–8 ein.

1 = 20

2 = 15

3 = 11

4 = 8

5 = 11

6 = 10

7 = 22

8 = 14

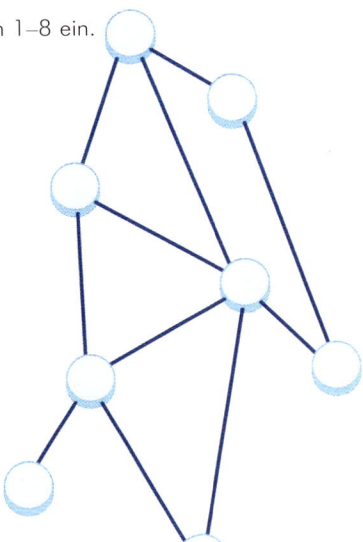

ÜBUNG 10

Tragen Sie die Zahlen 1–8 ein.

1 = 17

2 = 5

3 = 13

4 = 14

5 = 18

6 = 10

7 = 8

8 = 5

ÜBUNG 11

Tragen Sie die Zahlen 1–9 ein.

1 = 4

2 = 15

3 = 26

4 = 19

5 = 8

6 = 5

7 = 24

8 = 16

9 = 12

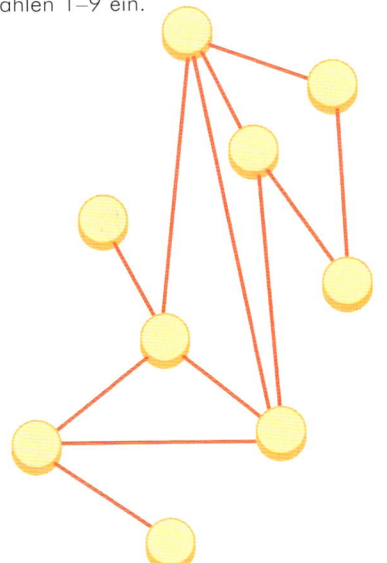

ÜBUNG 12

Tragen Sie die Zahlen 1–9 ein.

1 = 18

2 = 26

3 = 8

4 = 3

5 = 15

6 = 25

7 = 11

8 = 10

9 = 20

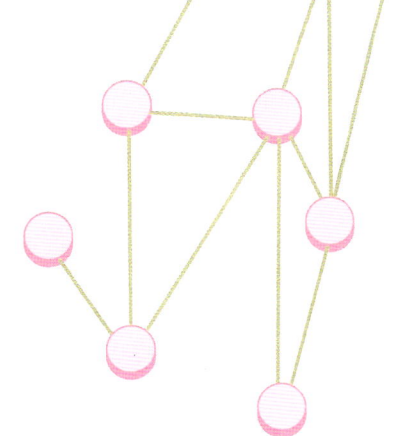

Übungen für die linke Hirnhälfte

In vielen Berufen muss man mit Symbolen umgehen: mit Buchstaben, Wörtern und mathematischen Zeichen. Wer die linke Hirnhälfte bevorzugt, ist meist sprachlich und mathematisch talentiert, weil die linke Hemisphäre Symbole besser verarbeiten kann.

Linksorientierte Menschen lernen Wörter und mathematische Formeln oft auswendig, während rechtsorientierte ein Objekt sehen, fühlen oder berühren wollen.

Die folgenden Aufgaben vermitteln Menschen, bei denen die rechte Hirnhälfte dominiert, praktische Erfahrung mit mathematischem Denken. Es sind keine Tricks eingebaut, sondern es geht um einfache Analysen und Berechnungen.

MATHEMATISCHES DENKEN

1. Auf meiner Armbanduhr ist es 13.15 Uhr, auf der Standuhr 13.25 Uhr, auf der Tischuhr 13.55 Uhr, auf der Kirchturmuhr 14.00 Uhr, auf Ihrer Armbanduhr 13.10 Uhr, und die Rundfunkzeitansage meldet 13.30 Uhr. **Um wie viele Minuten gehen diese Uhren und das Radio durchschnittlich vor oder nach?**

2. Max hat 3 Euro mehr als Tim, aber wenn Tim dreimal mehr Geld hätte, als er jetzt hat, hätte er 12 Euro mehr als die ursprünglichen addierten Beträge. **Wie viel hat Jim?**

3. Ein Auto fährt 80 km in der gleichen Zeit, in der ein anderes, 20 km/h schnelleres Auto 120 km zurücklegt. **Wie lange dauert die Fahrt?**

4. Wenn ein Auto seine durchschnittliche Geschwindigkeit während einer 210 km langen Fahrt um 5 km/h erhöht hätte, wäre die Reise eine Stunde früher zu Ende gewesen. **Wie hoch war die (nicht erhöhte) Geschwindigkeit des Autos?**

5. Auf meinem Schreibtisch stehen vier Bücher zwischen zwei Bücherstützen. Wenn ich die Bücher in jeder möglichen anderen Reihenfolge anordnen würde und dafür jedes Mal zwei Sekunden bräuchte, **wie lange würde es dann dauern, die Bücher in allen möglichen verschiedenen Reihenfolgen aufzustellen?**

6. Tom hat 420 Euro. Er gibt drei Fünftel für ein Elektrogerät und 45 Prozent vom Rest für Kleider aus. Dann stellt er noch einen Scheck über 90 Euro aus. **Wie viel Geld hat er jetzt noch?**

7. Wie viele Minuten vor Mittag ist es jetzt, wenn es vor 84 Minuten dreimal so viele Minuten nach 9.00 Uhr war?

8. Tom, Jim und Harry stecken 15000, 30000 und 55000 Euro in ein neues Geschäft und vereinbaren, sich den Gewinn im gleichen Verhältnis zu teilen. Voriges Jahr betrug der Gewinn 140 000 Euro. **Wie viel Euro erhielt jeder von ihnen?**

9. Gabi hat ein Viertel mehr Geld als Linda, die ein Viertel mehr als Gina hat. Zusammen haben sie 427 Euro. **Wie viel hat jede von ihnen?**

10. Ich bin jetzt doppelt so alt wie mein Sohn. Vor zwölf Jahren war ich fünfmal so alt wie er. **Wie viel älter als mein Sohn war ich vor acht Jahren?**

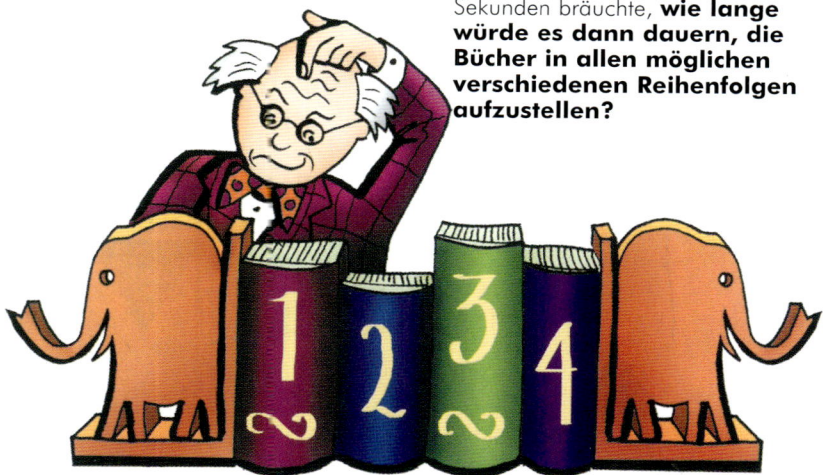

11. Max ist viermal so alt wie Sara, die 4 Jahre alt ist. **Wie alt wird Max sein, wenn er doppelt so alt wie Sara ist?**

12. Drei Männer setzen sich zum Essen an den Tisch. Hans hat sieben Laibe Brot. Fritz hat fünf Laibe. Karl hat kein Brot, aber 10 Euro. **Die Laibe sollen gleichmäßig verteilt werden. Wie viel muss Karl den anderen zahlen?**

13. Drei Männer besitzen ein Boot. A besitzt 42 Prozent, B 37 Prozent, C 21 Prozent. Die Versicherung schickt eine Rechnung über 300 Euro. **Wie viel muss jeder zahlen?**

14. Sechs Pferde laufen um die Wette. **Wie viele mögliche Ziel-einläufe gibt es? Tote Rennen kommen nicht vor.**

15. Ein Mann kann ein Fass Bier in 80 Tagen austrinken. Seine Frau kann ein Fass Bier in 200 Tagen austrinken. **Wie lange brauchen Sie, um ein Fass gemeinsam zu leeren?**

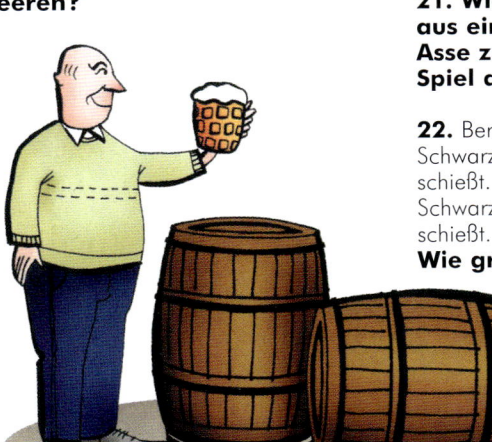

16. Wie viele verschiedene Mannschaften mit fünf Spielern kann man aus neun Spielern zusammenstellen?

17. Karl hat 50 Euro. Bernd hat 20 Prozent mehr als Karl. Georg hat 50 Prozent des Betrages, den Karl und Bernd haben. Fred hat 20 Prozent des Betrages, den Bernd und Georg haben. **Wie viel haben sie zusammen?**

18. A kann eine Mauer in vier Stunden bauen. B kann sie in fünf Stunden bauen. C kann sie in zehn Stunden bauen. **Wie lange brauchen sie, wenn sie die Mauer gemeinsam bauen?**

19. Eine Freundin fragt Barbara, wie alt sie sei. Sie sagt: »Wenn ich mein Alter verdopple und 1 abziehe, bin ich so alt wie mein Onkel. Wenn du die Ziffern seines Alters umkehrst, kennst du mein Alter.« **Wie alt ist Barbara?**

20. Wie groß ist die Chance, genau 15 zu erzielen, wenn ich dreimal würfle?

21. Wie groß ist die Chance, aus einem Kartenspiel vier Asse zu ziehen, wenn das Spiel aus 15 Karten besteht?

22. Bernd trifft 80-mal ins Schwarze, wenn er 100-mal schießt. Fred trifft 90-mal ins Schwarze, wenn er 100-mal schießt. **Wie groß ist die Chance, dass das Ziel getroffen wird, wenn beide nur einmal schießen?**

23. Alle Zahlen von 1 bis 9, je einmal in der richtigen Reihenfolge verwendet, können mithilfe von + und - so geschrieben werden, dass 100 herauskommt. **Es gibt 12 Möglichkeiten. Finden Sie eine?**

24. Ermitteln Sie die Summe der Zahlen von 1 bis 100. **Es gibt eine ganz einfache Lösung.**

25. In meinem Teich schwimmen 4998 Fische. Die männlichen Fische haben je 111 Flecken, die weiblichen je 37. **Wie viele Flecken bleiben im Teich, wenn ich zwei Drittel der männlichen Fische heraushole?**

26. Fügen Sie eine Zahl zweimal hinzu, **damit diese Gleichung stimmt: 6 : 8 = 27**

27. Bernd hat 75 Euro und drei Viertel dessen, was Armin hat. Armin hat 50 Euro und die Hälfte dessen, was Bernd hat. **Wie viel hat jeder der beiden?**

28. Tragen Sie die Zahlen 1 bis 9 je einmal so ein, dass 100 herauskommt.
(–) + + – – –

29. Drei Männer werfen eine Münze. Gewonnen hat, wer als Erster Kopf wirft. A fängt an, dann kommt B, dann C. **Wie groß ist die Gewinnchance jedes Spielers?**

30. Ersetzen Sie die Buchstaben so durch Zahlen, dass die Summe stimmt.

```
    W E A R Y
+   L A W Y E R
+   R E A L L Y
  ───────────
=   Y A W N E D
```

Übungen für die linke Hirnhälfte

Beispiel

Die folgenden magischen Quadrate stärken die Fähigkeit, sich auf eine bestimmte Aufgabe zu konzentrieren. Bei manchen müssen Sie ausgiebig mit Zahlen spielen und mit Figuren jonglieren. Um die Rätsel zu lösen, brauchen Sie Geduld, Beharrlichkeit und analytisches Denken. Magische Quadrate wurden im alten China erdacht. Addiert man die darin enthalten Zahlen in den Reihen, Spalten und Diagonalen, ist die Summe immer gleich. Als Urahn des magischen Quadrats gilt Lo Shu. Nach einer chinesischen Legende erblickte der mythische Kaiser Yu dieses Diagramm auf dem Rücken einer Schildkröte. Die Abbildung unten besteht aus einem Arrangement von Perlen. Blau steht für gerade, Gelb für ungerade Zahlen. Die Summe der Perlen in jeder Reihe, Spalte und Diagonalen ergibt stets 15. Und so geht es:

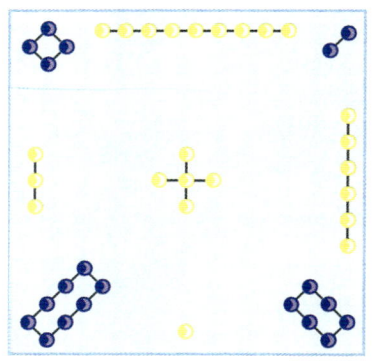 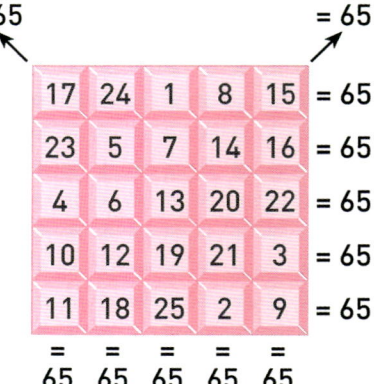

Magische 65
Das Rätsel enthält die Zahlen von 1 bis 25 je einmal, und alle Reihen ergeben die Summe 65.

ÜBUNG 1

Dies ist ein antimagisches Quadrat: Keine Linie – waagrecht, senkrecht oder diagonal – ergibt die Summe 34. Aber wenn Sie die Position von vier Zahlen ändern, können Sie ein magisches Quadrat herstellen, in dem jede waagrechte, senkrechte oder diagonale Reihe die Summe 34 ergibt.

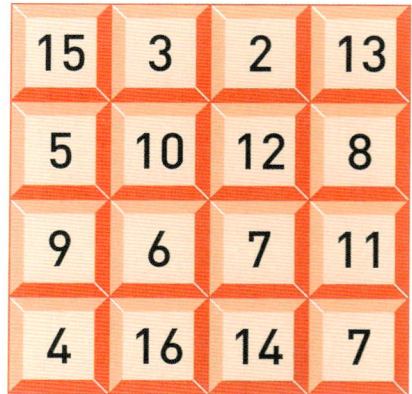

Übungen für die linke Hirnhälfte

ÜBUNG 2

Tragen Sie die fehlenden Zahlen von 1 bis 19 so ein, dass alle 15 miteinander verbundenen Geraden – waagrecht und diagonal – insgesamt die Summe 51 ergeben.

Beispiele:
A + B + C = 38, A + E + J + O + S = 38.

Rosa Kreise sollten ungerade, blaue Kreise gerade Zahlen enthalten.

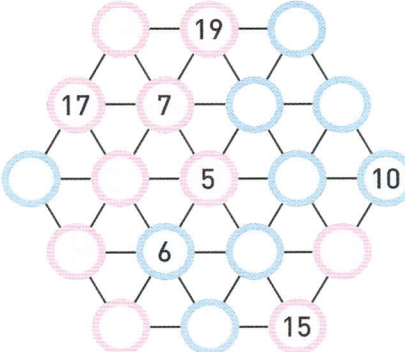

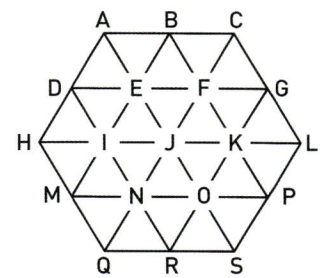

ÜBUNG 3

Tauschen Sie vier Zahlen im linken Zahlengitter mit vier Zahlen im rechten Zahlengitter so aus, dass in beiden Quadraten jede waagrechte, senkrechte und diagonale Reihe die Summe 65 ergibt.

14	3	11	13	24
19	23	7	10	6
20	12	1	17	15
4	22	25	9	5
8	2	21	18	16

25	10	3	6	21
22	15	19	8	4
11	9	13	17	12
2	16	7	14	24
5	18	23	20	1

ÜBUNG 4

Tragen Sie die fehlenden Zahlen so ein, dass das Zahlengitter die Zahlen 1 bis 25 je einmal enthält und jede waagrechte, senkrechte und diagonale Reihe die Summe 65 ergibt.

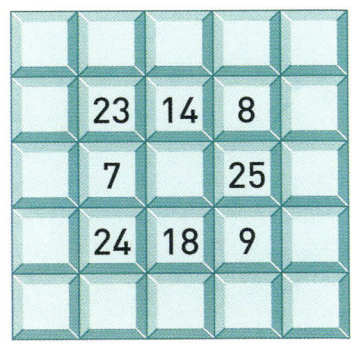

ÜBUNG 5

Setzen Sie die Teile so zusammen, dass ein magisches Quadrat entsteht, in dem jede waagrechte, senkrechte und diagonale Reihe die Summe 111 ergibt.

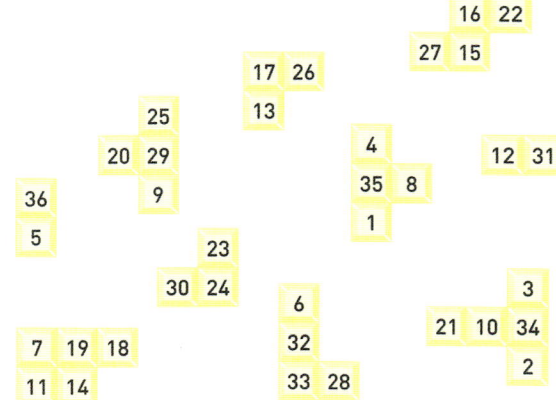

ÜBUNG 6

Tragen Sie die fehlenden Zahlen von 1 bis 36 so ein, dass jede waagrechte, senkrechte und diagonale Reihe die Summe 111 ergibt

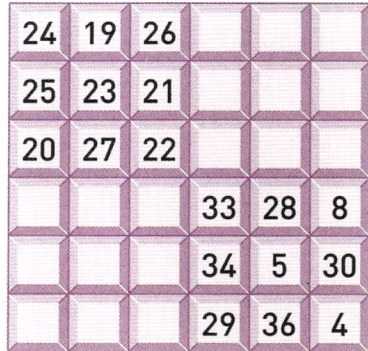

ÜBUNG 7

Tragen Sie die fehlenden Zahlen von 1 bis 25 so ein, dass ein magisches Quadrat entsteht, in dem jede waagrechte, senkrechte und diagonale Reihe die Summe 65 ergibt. Die Primzahlen 2, 3, 5, 7, 11, 13, 17, 19 und 23 sollten nur in den braunen Feldern vorkommen.

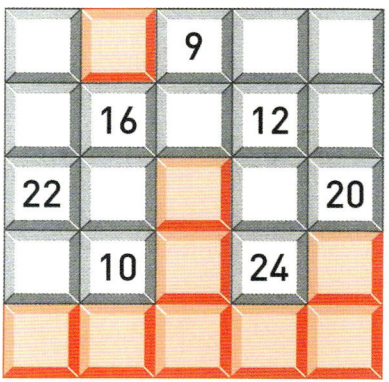

Übungen für die linke Hirnhälfte

Beispiel

Vervollständigen Sie bei allen folgenden Übungen die Zahlengitter so, dass alle Rechnungen – waagrecht und senkrecht – korrekt sind.

Alle einzufügenden Zahlen sind kleiner als 10.

Das Beispiel rechts ist bereits ausgefüllt, damit Sie sehen, wie man es macht.

5	x	3	–	9	=	6
+		x		+		–
4	–	2	+	1	=	3
÷		–		–		+
3	x	4	÷	6	=	2
=		=		=		=
3	–	2	+	4	=	5

ÜBUNG 1

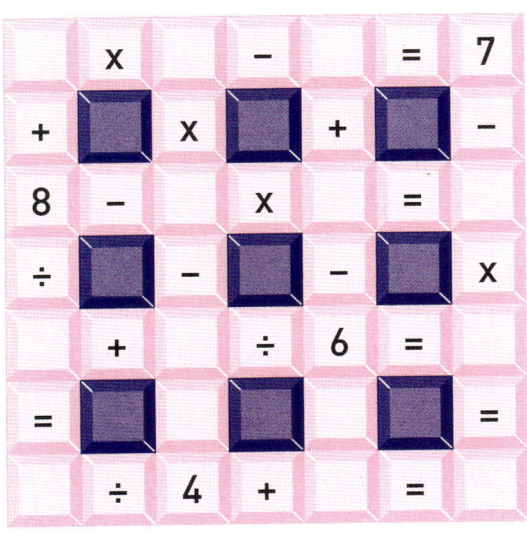

ÜBUNG 2

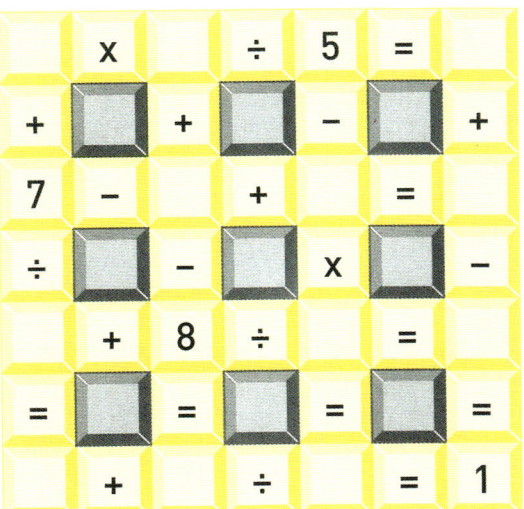

Übungen für die linke Hirnhälfte

ÜBUNG 3

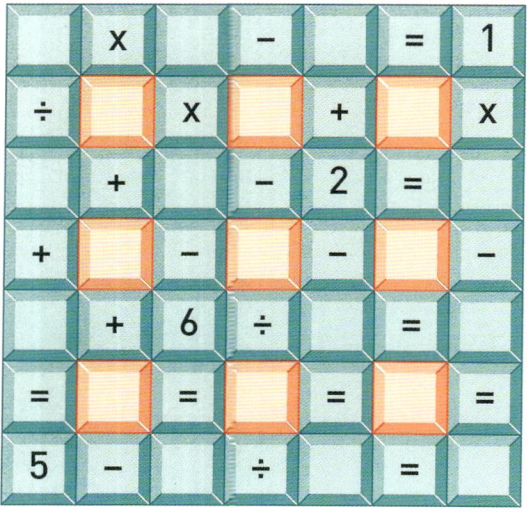

ÜBUNG 4

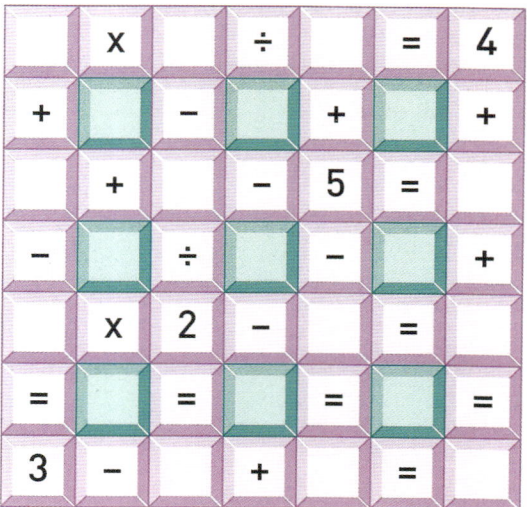

ÜBUNG 5

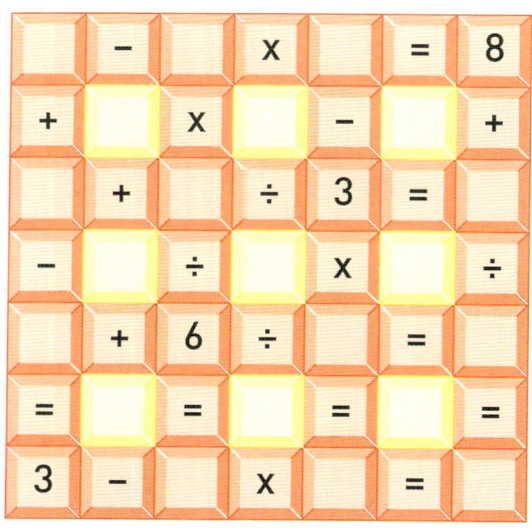

ÜBUNG 6

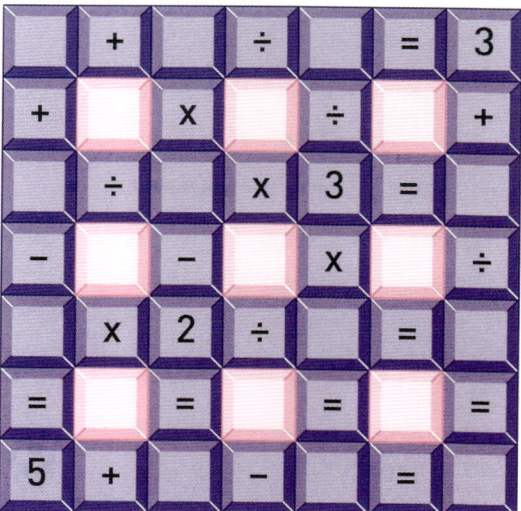

Die Lösungen finden Sie auf Seite 148 bis 159

Übungen für die linke Hirnhälfte

ÜBUNG 1

Wie heißen diese Buchstaben des griechischen Alphabets?

Wählen Sie unter:

Sigma	Rho
Beta	Delta
Pi	Iota
Eta	Theta
Ypsilon	Gamma

ÜBUNG 2

Wie hoch ist eine Klippe, wenn ein Stein, den Sie hinabwerfen, das Wasser in drei Sekunden erreicht?

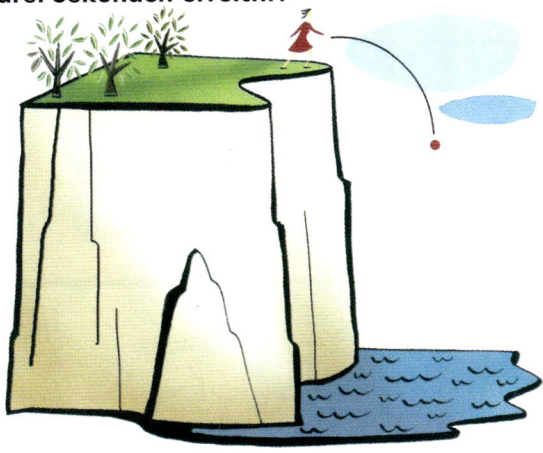

ÜBUNG 3

Nach welcher Formel berechnet man das Volumen einer Kugel?

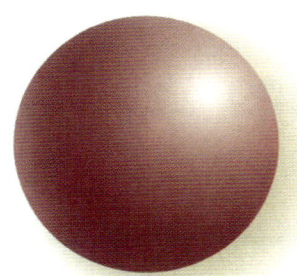

ÜBUNG 4

Wo liegt der Schwerpunkt dieser flachen Schichtholzplatte?

Liegt er in der Platte oder außerhalb?

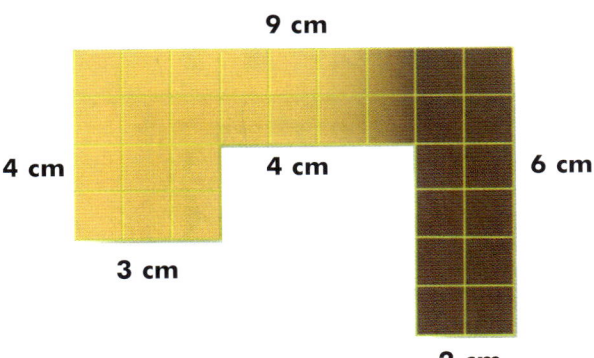

Übungen für die linke Hirnhälfte

ÜBUNG 5

Die Beaufort-Skala der Windstärken reicht von 0 bis 12.

Bei welcher Stärke ist der Wind 20,8 bis 24,4 m/s schnell, löst im Meer »rollende« Wellen mit dichten Schaumkämmen aus, ruft kleinere Schäden an Häusern und Dächern hervor, verweht Gischt und gilt als Sturm?

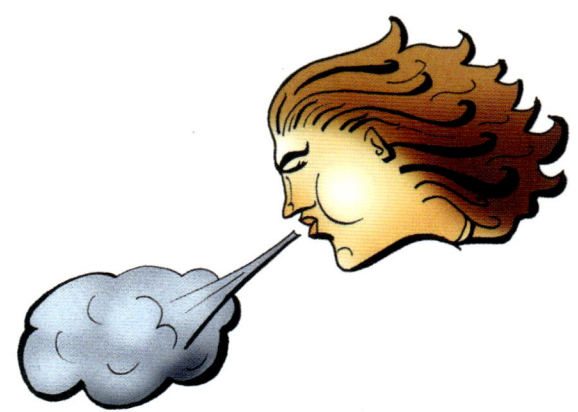

ÜBUNG 6

Eine große runde Platte soll vollständig mit fünf kleineren Platten bedeckt werden.

Wie groß muss der Durchmesser der kleinen Platten mindestens sein, ausgedrückt in Prozent der großen Platte?

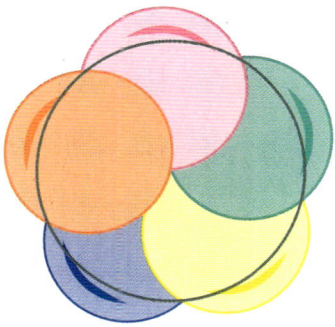

ÜBUNG 7

Welche Himmelsrichtung wird hier angezeigt?

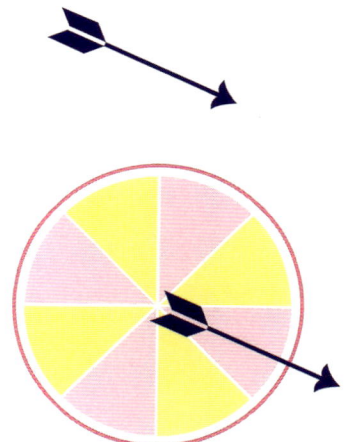

ÜBUNG 8

Was bedeuten diese mathematischen Symbole?

Wählen Sie unter

1. **Allgemeingültig**
2. **Ist gleich**
3. **Plus oder minus**
4. **Viel weniger als**
5. **Größer als**
6. **Es gibt**
7. **Unendlich**
8. **Weniger als**
9. **Quadratwurzel aus**
10. **Imaginäre Zahl**
11. **Nicht gleich**
12. **Durchschnittswert von**

$$\pm \quad > \quad \neq \quad \sqrt{} \quad \propto$$

Die Lösungen finden Sie auf Seite 148 bis 159

ÜBUNG 9

Wie rechnen Sie Celsius in Fahrenheit und Fahrenheit in Celsius um, und welche beiden Temperaturen sind in beiden Systemen gleich?

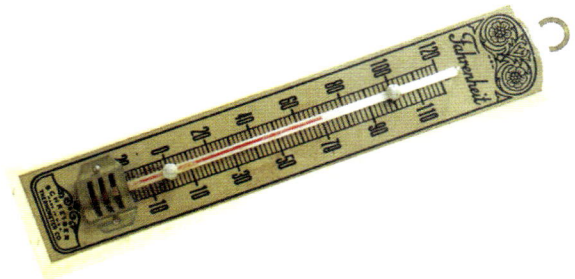

ÜBUNG 10

Wenn trockenes Tafelsalz frei fällt, bildet es einen Kegel.

Welchen Neigungswinkel hat er?

a. 24 Grad
b. 33 Grad
c. 35 Grad
d. 40 Grad
e. 43 Grad

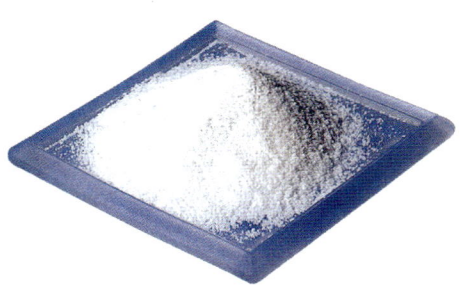

ÜBUNG 11

Welcher Balken ist am stärksten?

a. 2 x 4 m
b. 1½ x 5 m
c. 3 x 3 m
d. 1 x 6 m
e. 1¾ x 4½ m

A	B	C	D	E

ÜBUNG 12

Wenn ein Ball in die Luft geworfen wird, fällt er kurvenförmig herab.
Wie heißt diese Kurve?

a. Longitudinale
b. Kardioide
c. Kegelschnitt
d. Parabel
e. Hyperbel
f. Hypotenuse

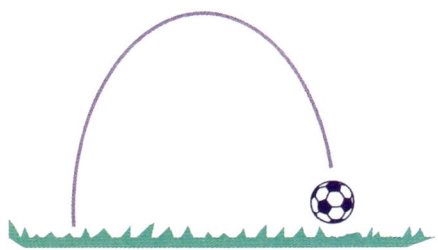

ÜBUNG 13

Welches Volumen hat
die Schultüte?

a. 256
b. 286
c. 314
d. 346
e. 376

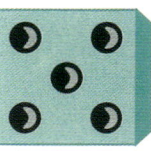

12 cm

← **10 cm** →

ÜBUNG 14

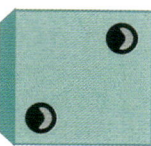

Sie werfen mit zwei Würfeln.
Wie hoch ist die Chance auf
die Summe 7?

ÜBUNG 15

Wie lang ist die Linie AB?

A

Nicht
maßstabgerecht

60 cm

B

← **150 cm** → ← **60000 cm** →

ÜBUNG 16

Fünf Männer bauen zusammen eine
Ziegelmauer. Das würden sie leisten,
wenn sie allein arbeiten würden:

A würde 3 Stunden brauchen.
B würde 6 Stunden brauchen.
C würde 2 Stunden brauchen.
D würde 10 Stunden brauchen.
E würde 4 Stunden brauchen.

**Wie lange brauchen sie
gemeinsam?**

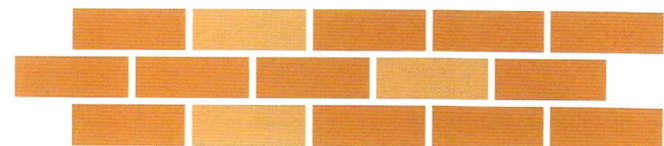

Die Lösungen finden Sie auf Seite 148 bis 159

ÜBUNG 17

Welchen Dezimalwert hat diese binäre Zahl?

11111.111

ÜBUNG 18

Wie groß ist der Winkel in einem Fünfeck?

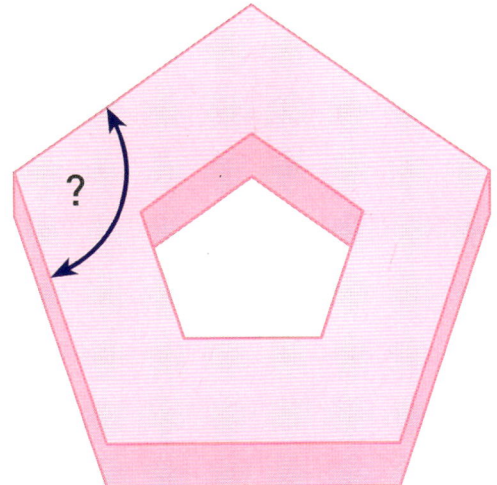

ÜBUNG 19

Ein Gerät wiegt 20 Kilogramm plus drei Achtel seines Gesamtgewichts.

Wie viel wiegt es?

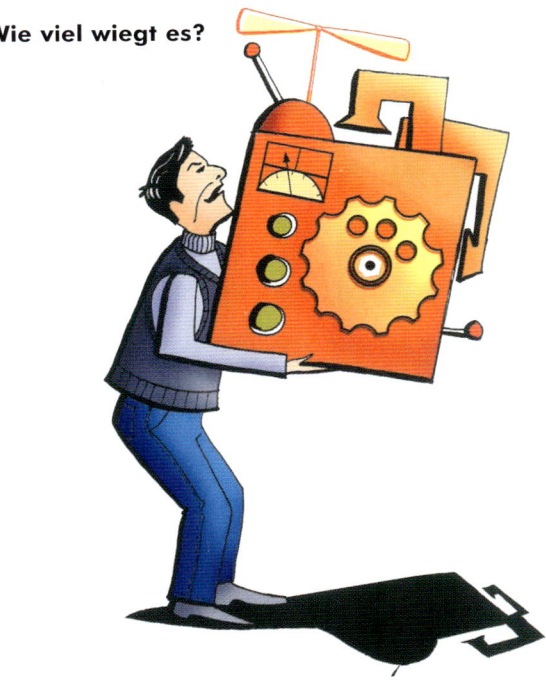

ÜBUNG 20

Welcher Planet befindet sich zwischen Jupiter und Uranus?

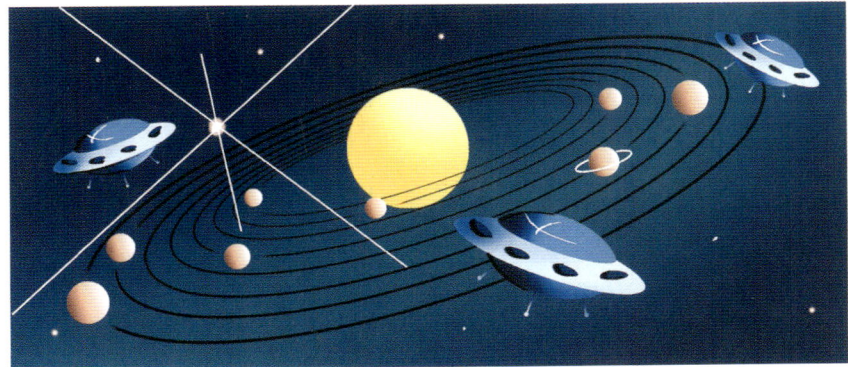

MATHEMATISCHE LOGIK

1. Welche Zahl ersetzt das Fragezeichen?
6, 23, 7½, 21, 9, 19, 10½, 17, ?

2. Welchen Wert hat x?
-17 – (-17) – (-17) = x

3. Welchen Wert hat x?
6 – 17 x 2 – 14 ÷ 2 = x

4. Welchen Wert hat x?
$^{64}/_{10} ÷ ^8/_5 = x$

5. Wie groß ist der Winkel A?

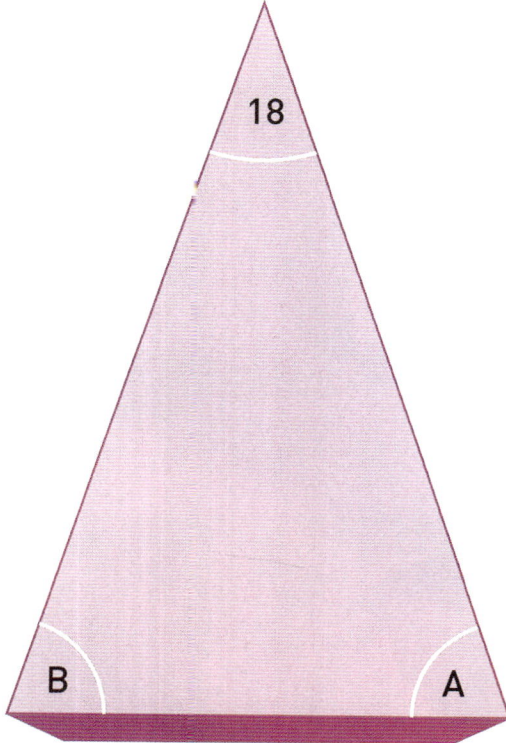

6. Ersetzen Sie das Fragzeichen durch eine Zahl.

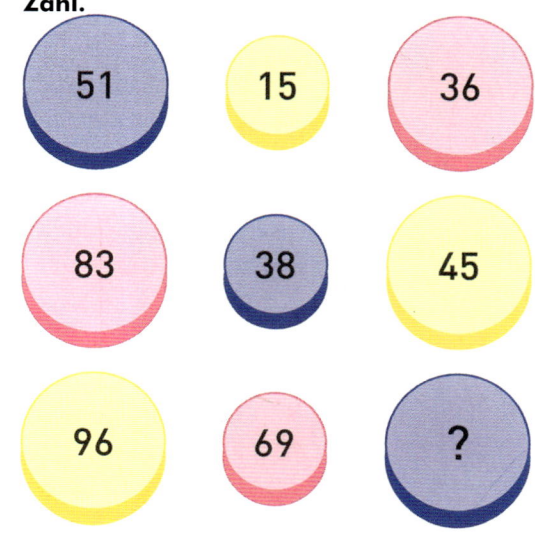

7. Finden Sie x.
$54^2 – 53^2 = x$

8. Welche Zahl ersetzt das Fragezeichen?
17, 8⅞, ¾, -7⅜, ?

9. Welche Zahl ersetzt das Fragezeichen?

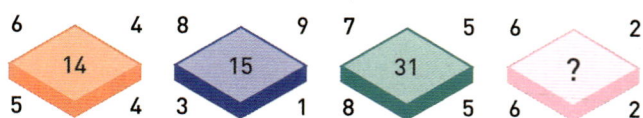

10. Vereinfachen Sie
$(3 + 2) – (16^2 – 92)$

Die Lösungen finden Sie auf Seite 148 bis 159

MATHEMATISCHES DENKEN

1. Sie haben eine Bratpfanne, in die zwei Scheiben Brot passen. Sie wollen drei Scheiben beidseitig braten. Jede Scheibe braucht für jede Seite 20 Sekunden. Sie können sie alle in 80 Sekunden braten, wenn Sie erst zwei Scheiben, dann die dritte in die Pfanne legen.
Finden Sie eine bessere Methode.

2. In einem Bekleidungsgeschäft bietet man Ihnen 5% Rabatt, wenn Sie bar zahlen, 10%, weil Sie Stammkunde sind, und 25% auf den Verkaufspreis.
In welcher Reihenfolge nehmen Sie die Rabatte in Anspruch?

3. Wenn Sie zu meinem Alter die Hälfte, ein Drittel, dreimal drei, 120 und 10 addieren, erhalten Sie 10 Dutzend plus 10 als Summe.
Wie alt ich bin ich?

4. Ein Auto fährt 30 km in 60 Minuten. Für den gleichen Rückweg braucht es 30 Minuten.
Wie groß ist seine Durchschnittsgeschwindigkeit für beide Fahrten?

5. Drei Männer sind Eigentümer einer Firma. A besitzt 60%, B 35%, C 5%. Der Jahresgewinn beträgt 350 Euro.
Wie viel bekommt jeder von ihnen?

6. Im Zoo leben 117 Vierbeiner und 57 Vögel.
Wie viele Köpfe und Beine gibt es im Zoo?

7. Drei Söhne einer Familie sind Soldaten. Einer kommt alle fünf Tage nach Hause, einer alle vier Tage und einer alle drei Tage.
In wie vielen Tagen begegnen sich die Drei?

8. Die Summe von fünf Zahlen ergibt, wenn man abwechselnd jede der Zahlen auslässt: 36 – 38 – 41 – 34 – 31
Um welche fünf Zahlen handelt es sich?

9. Ein Mann fängt einen Fisch, der 5/7 Pfund plus 5/7 Pfund seines Gewichts wiegt.
Wie schwer ist der Fisch?

10. Außerirdische besuchen die Erde. 70% haben ein Auge, 75% haben einen Arm, 80% haben ein Bein und 85% haben ein Ohr.
Wenigstens wie viel Prozent von ihnen müssen alle vier Körperteile haben?

11. Zweimal 6 sind 8 von uns.
6 sind nur 3 von uns.
9 sind nur 4 von uns.
Was könnten wir sein?
Wollt ihr mehr von uns wissen?
Dann verrate ich euch mehr:
12 sind nur 6 von uns,
und 5 sind nur 4 von uns.
Wisst ihr es nun?
Was bedeutet dieser Text?

12. Eine Weinhandlung verkauft Wein zu 9,50 Euro und zu 5,50 Euro pro Flasche.
Wie viele Flaschen von beiden Weinen muss der Händler mischen, um Wein für 7,90 Euro pro Flasche verkaufen zu können und dennoch den gleichen Gewinn zu machen?

13. Wie viele verschiedene Fußballmannschaften kann man aus 17 Spielern zusammenstellen?

14. Ein Zug braucht drei Sekunden, um mit seiner ganzen Länge in einen 1 km langen Tunnel einzufahren.
Angenommen, der Zug fährt 120 km/h. Wie lange braucht er, um den Tunnel vollständig zu durchfahren?

15. Wenn 5 x 4 = 30 ist, **wie viel ist dann ein Viertel von 20?**

16. Es gibt eine Zahl, welche die Zahlen 100 und 164 zu Quadratzahlen macht, wenn man sie zu diesen Zahlen addiert. Welche Zahl ist das?

17. Eine Firma zahlt ihren Mitarbeitern 3395 Euro Weihnachtsgeld. Sie hat mehr als 50, aber weniger als 100 Mitarbeiter, und jeder bekommt den gleichen Betrag.
Wie viele Mitarbeiter hat die Firma, und wie viel bekommt jeder?

18. Bei einem Wettessen vertilgt der Sieger in den ersten zehn Durchgängen durchschnittlich 22 Hotdogs. Nach weiteren 20 Durchgängen steigert er seinen Durchschnitt auf 34 Hotdogs.
Wie viele Hotdogs aß er durchschnittlich in den letzten 20 Durchgängen?

19. Im Jahr 1932 war ich so alt wie die beiden letzten Ziffern meines Geburtsdatums. Mein Großvater sagte, bei ihm sei es genauso.
Wie alt waren wir beide, und wann wurden wir geboren?

Übungen für die linke Hirnhälfte

TECHNISCHE AUFGABEN

1. Welcher der neun Planeten ist der kleinste?

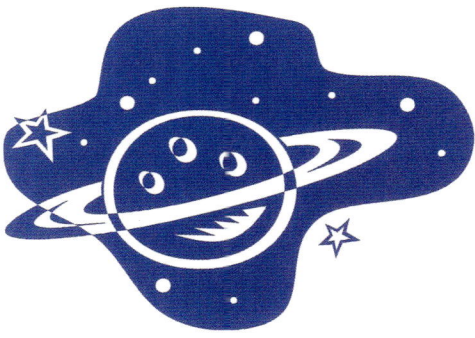

2. Was bedeutet dieses mathematische Symbol?

3. Wie heißt die Linie von A nach B?

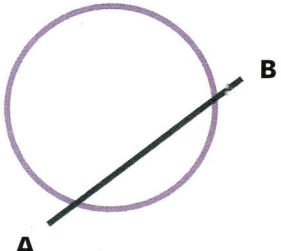

4. Wie groß ist Ihre Chance, mit zwei Würfeln mindestens eine 10 zu erzielen?

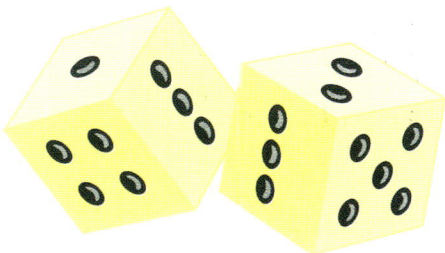

5. Wie groß ist die Oberfläche eines Balls?

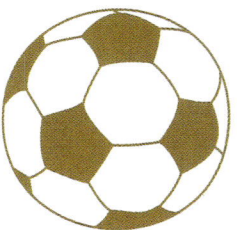

6. Wie stellen Sie aus einem Metallblech einen Wassertank ohne Deckel und mit quadratischem Boden her? Selbstverständlich wollen Sie möglichst wenig Metall verbrauchen.

7. An dieser roten Kurve können Sie an jedem Punkt einen Ball loslassen – er braucht immer gleich lang, um Punkt A zu erreichen. Wie heißt diese Kurve?

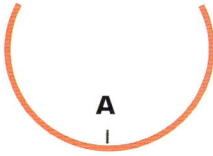

8. Sie wollen eine 6 m lange und 3 m breite Mauer bauen. Ihre Ziegel sind 350 mm lang und 160 mm breit. Können Sie die Mauer ausschließlich mit ganzen Ziegeln bauen (der Mörtel wird nicht berücksichtigt)?

9. Wie viele Seiten hat eine Schneeflocke?

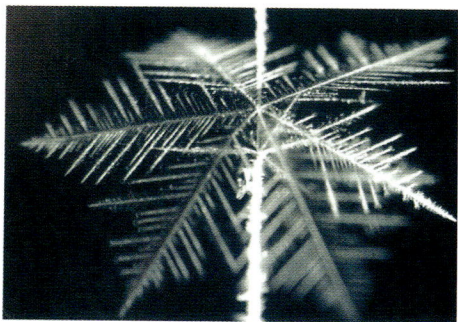

Die Lösungen finden Sie auf Seite 148 bis 159

10. Ein Junge hat 27 vierkantige Bauklötze gestapelt. In der Nacht malt jemand sie an, ohne sie umzustellen.
Wie viele Klötze sind bemalt?

11. 119 ist eine Dezimalzahl.
Wie lautet sie als Binärzahl?

12. Was bedeutet das mathematische Symbol unten?

13. Wie berechnet man das Volumen eines Zylinders?

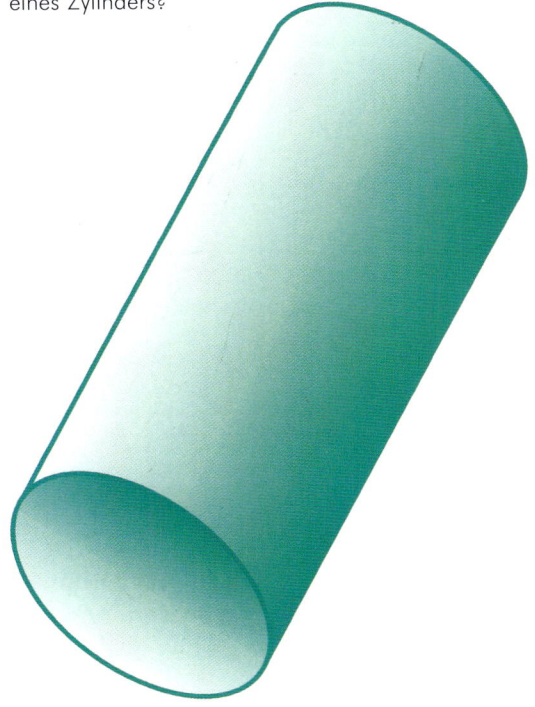

14. Röhren sollen in sechseckigen Bündeln verpackt werden. Außen sind 18 Röhren zu sehen.
Wie viele sind im Bündel?

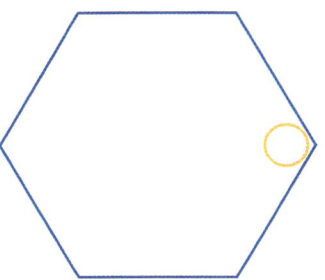

15. Messing ist eine Legierung aus zwei Metallen.
Um welche Metalle handelt es sich?

16. Es gibt nur 5 regelmäßige konvexe Polyeder. Welcher hat 20 Seiten?
   a. Ikosaeder
   b. Dodekaeder
   c. Würfel
   d. Tetraeder
   e. Oktaeder

17. Was bedeutet dieses Zeichen auf einer Wetterkarte?

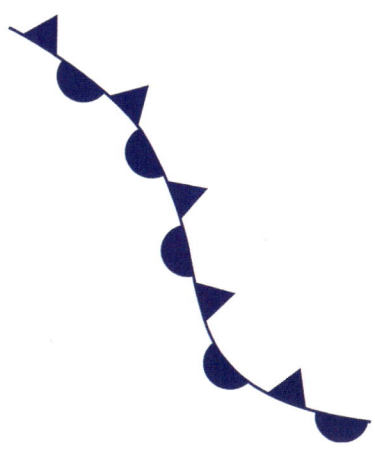

Die Lösungen finden Sie auf Seite 148 bis 159

Übungen für die linke Hirnhälfte

DEFINITIONSTEST 1

Spalte A enthält zehn Definitionen. In Spalte B finden Sie eine Liste mit Wörtern, zu denen die Definitionen passen – aber die Reihenfolge ist falsch. Tragen Sie in Spalte C jeweils das Wort ein, das zu der Definition in Spalte A passt.

A	B	C
Weiblicher Dämon	Animieren	
Fettleibig	Bake	
Kräutergarten	Anodynum	
Kleinod	Lamia	
Übertrieben genau	Herbarium	
Feines Pergament	Paladin	
Warnzeichen	Adipös	
Ermuntern	Velin	
Ritter, Held	Pedantisch	
Schmerzstillendes Mitte	Bijou	

DEFINITIONSTEST 2

Spalte A enthält zehn Definitionen. In Spalte B finden Sie eine Liste von Wörtern, zu denen die Definitionen passen – aber die Reihenfolge ist falsch. Tragen Sie in Spalte C jeweils das Wort ein, das zu der Definition in Spalte A passt.

A	B	C
Messordnung	Immanent	
Innewohnend, anhaftend	Perseiden	
Prahlen	Ordinarium	
Verfolgung	Sardonisch	
Sternschnuppen	Akribisch	
Erlass	Prosekutor	
Sehr genau	Dekret	
Hämisch	Renommieren	
Bevorstehend	Persekution	
Ankläger	Imminent	

Die Lösungen finden Sie auf Seite 148 bis 159

DEFINITIONSTEST 3

Spalte A enthält zehn Definitionen. In Spalte B finden Sie eine Liste von Wörtern, zu denen die Definitionen passen – aber die Reihenfolge ist falsch. Tragen Sie in Spalte C jeweils das Wort ein, das zu der Definition in Spalte A passt.

A	B	C
Nach außen gerichtet	Negieren	
Stillstehend	Applizieren	
Überspannt	Stationär	
Einschränkend	Negligieren	
Zurücktretend	Appretieren	
Verabreichen	Restriktiv	
Vernachlässigen	Exaltiert	
Stattlich	Statiös	
Gewebe bearbeiten	Rezessiv	
Verneinen	Extravertiert	

DEFINITIONSTEST 4

Spalte A enthält zehn Definitionen. In Spalte B finden Sie eine Liste von Wörtern, zu denen die Definitionen passen – aber die Reihenfolge ist falsch. Tragen Sie in Spalte C jeweils das Wort ein, das zu der Definition in Spalte A passt.

A	B	C
Feinschmecker	Pedant	
Vernünftig	Profus	
Tiefgründig	Rationell	
Gegenstück	Profund	
Äußerlich	Gourmet	
Sparsam	Tropisch	
Schlemmer	Pendant	
Klimatisch heiß	Rational	
Reichlich	Gourmand	
Kleinlicher Mensch	Topisch	

Die Lösungen finden Sie auf Seite 148 bis 159

Heutzutage ist gute Kommunikation äußerst wichtig. Deshalb sollten Sie Ihre sprachlichen Fertigkeiten optimieren.

SPRACHLICHE INTELLIGENZ

1. Welches Wort in Klammern kommt in seiner Bedeutung dem mit Großbuchstaben geschriebenen Wort am nächsten?
UNVERWUNDBAR (empfindlich, bloßgestellt, sicher, selbstsicher, eigenwillig)

2. Welches Wort in Klammern ist in seiner Bedeutung dem mit Großbuchstaben geschriebenen Wort am wenigsten ähnlich?
POTENT (unterentwickelt, ineffektiv, traurig, untrainiert, mangelhaft)

3. Welche beiden Wörter sind sich in ihrer Bedeutung am ähnlichsten?
Begeisterung, Fantasie, Tamtam, Illusion, Stil

4. Welche beiden Wörter sind sich in ihrer Bedeutung am ähnlichsten?
Absorbieren, verkleiden, umwinden, verzerren, einhüllen, garnieren

5. Was bedeutet NEBULÖS?
a. Aufsässig
b. Geistig
c. Düster
d. Wirr
e. Feuchtkalt

6. Welche beiden Wörter sind sich in ihrer Bedeutung am ähnlichsten?
Mystisch, sonderbar, gemeinsam, obskur, fabelhaft

7. Welche beiden Wörter sind sich in ihrer Bedeutung am wenigsten ähnlich?
Prägnant, effizient, banal, löblich, weitschweifig

8. Was bedeutet KOMATÖS?
a. Scheintot
b. Schwierig
c. Fiebrig
d. Tief bewusstlos
e. Entzündet

9. Welches Wort in Klammern ist in seiner Bedeutung dem mit Großbuchstaben geschriebenen Wort am wenigsten ähnlich?
VIRULENT (unbeweglich, harmlos, flach, schmackhaft, vereitert, verborgen)

10. Welcher Begriff in Klammern kommt in seiner Bedeutung dem mit Großbuchstaben geschriebenen Wort am nächsten?
TAUTOLOGIE (schmelzende Lava, Bienenkunde, unnötige Doppelaussage, Prahlerei, alchemistisches Rezept)

11. Welche beiden Wörter sind sich in ihrer Bedeutung am ähnlichsten?
Passion, Blessur, Sünde, Hingabe, Sühne

12. Welches Wort in Klammern ist in seiner Bedeutung dem mit Großbuchstaben geschriebenen Wort am wenigsten ähnlich?
EXORBITANT (übertrieben, normal, riesig, ehemalig, ausländisch)

13. Welche beiden Wörter sind sich in ihrer Bedeutung am wenigsten ähnlich?
Dominant, unschuldig, schmerzlos, rezessiv, leidend, liederlich

14. Was bedeutet POLEMIK?
a. Unsachliche Kritik
b. Lange, dürre Gestalt
c. Teilung in zwei Gruppen
d. Rede im Parlament
e. Leitartikel

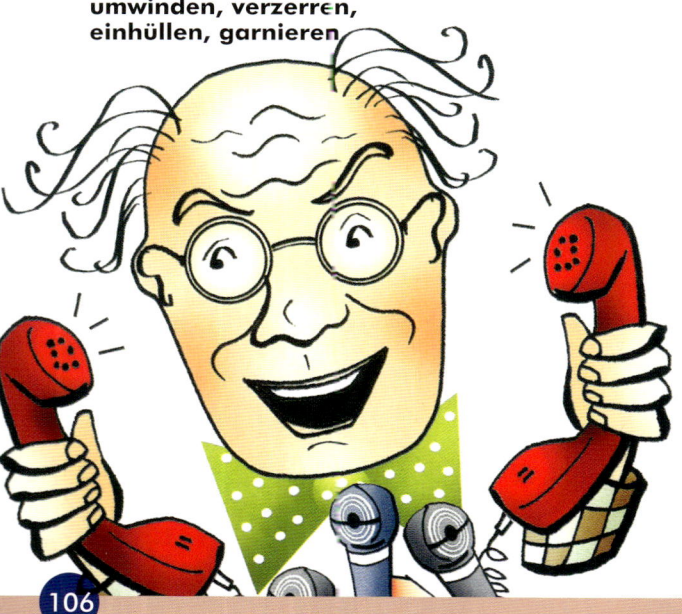

Die Lösungen finden Sie auf Seite 148 bis 159

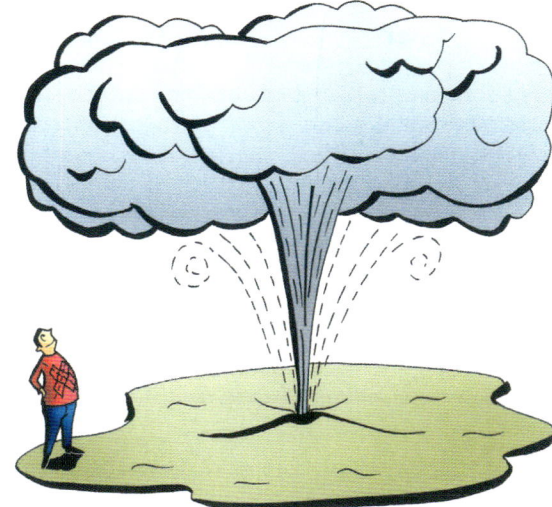

15. Welche beiden Wörter sind sich in ihrer Bedeutung am wenigsten ähnlich?
Aktivieren, idealisieren, bekräftigen, anhalten, fälschen, gestehen

16. Was bedeutet SIDEROSE
a. Sterndeutung
b. Erkrankung durch Eisenstaub
c. Verätzung mit Essig
d. Blumenschau
e. Heftiger Hautausschlag

17. Welches Wort in Klammern ist in seiner Bedeutung dem mit Großbuchstaben geschriebenen Wort am wenigsten ähnlich?
FREMD (exogen, ausländisch, adäquat, spezifisch, unpräzise)

18. Welches Wort in Klammern ist in seiner Bedeutung dem mit Großbuchstaben geschriebenen Wort am wenigsten ähnlich?
KONZILIANT (kirchenfeindlich, exakt, unfreundlich, wechselhaft, erfinderisch)

19. Welche beiden Wörter sind sich in ihrer Bedeutung am ähnlichsten?
Image, Analogie, Illusion, Senilität, Schimäre

20. Welche beiden Wörter sind sich in ihrer Bedeutung am wenigsten ähnlich?
Singulär, günstig, pur, typisch, konventionell, falsch

21. Was bedeutet DENAR?
a. Dezimalsystem
b. Kroatische Währung
c. Römische Silbermünze
d. Ende einer Narkose

22. Welches Wort passt nicht in die Reihe?
Geysir, Fjord, Polder, Sierra, Panasch

23. Welches Wort kann man vor diese Worte setzen, so dass neue Worte entstehen?
Bahnhof
Schmuck
Ball
Jäger

24. Welches Wort hat eine ähnliche Bedeutung wie WÖRTERBUCH?
Register, Papyrus, Thesaurus, Pergament, Index, Bibliografie

25. Was bedeutet OOGENESE?
Italienische Suppe, Eientwicklung, schleppende Heilung, Fortpflanzung durch Sporen

26. Wie nennt man eine Gruppe von Fischen?
a. Horde
b. Schule
c. Herde
d. Schwarm

27. Welche zwei Wörter haben eine gegensätzliche Bedeutung?
Blumig, nuanciert, aggressiv, exaltiert, schroff, affektiert

28. Fügen Sie ein Wort ein, das die gleiche Bedeutung hat wie die Wörter außerhalb der Klammer.
Verwandte (＿＿＿＿) Teil eines Gewindestiftes

29. Was ist ein Gnomon?
a. Gartenzwerg
b. Taktgeber
c. Sonnenuhrzeiger
d. Eidechsenart
e. Dämon

30. Füllen Sie die Lücken aus, um ein Wort mit 8 Buchstaben zu erhalten.

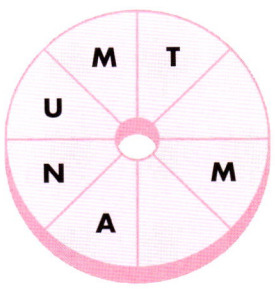

Übungen für die linke Hirnhälfte

Beispiel

Die folgenden Übungen testen Ihre Fähigkeit, Wortbedeutungen zu verstehen und unter Druck schnell zu denken.

Zum Beispiel:
Nicht alle großen Verlage sind gewerbliche Mischkonzerne.

Vertauschen Sie »groß« und »gewerblich«, und Sie erhalten:
Nicht alle gewerblichen Verlage sind große Mischkonzerne.

WÖRTER-TAUSCH

Suchen Sie bei den folgenden Übungen die **zwei** Wörter, die vertauscht werden müssen, um den Satz verständlich zu machen. (Natürlich können sich durch die Umstellung bei allen Übungen die grammatischen Formen ein wenig ändern.)

1. Erziehung ist ein Maß, mit dem man eine größere Methode an Vorurteilen erwirbt.

2. Tsunamis beginnen als kaum wahrnehmbare Ausbrüche im tiefen Meer, deren Ursache Erdbeben unter Wasser oder Vulkanwellen sind.

3. Wir können nur dann erfolgreich geschäftlich telefonieren, wenn wir selbst die Gewohnheiten überprüfen, die wir uns im Laufe der Zeit ständig zulegen.

4. Vor jedem Job muss der Personalleiter ein klares Bild davon haben, welche Fähigkeiten der Bewerber braucht, um den Anforderungen des Vorstellungsgesprächs zu genügen.

Suchen Sie bei der folgenden Übung die **drei** Wörter, die vertauscht werden müssen, um den Satz verständlich zu machen.

5. Heute trinken die Kenner Weine, die ihnen schmecken, selbst wenn die so genannten Werte immer noch altmodische Verbraucher schätzen.

Suchen Sie bei den folgenden Übungen die **vier** Wörter, die vertauscht werden müssen, um den Satz verständlich zu machen.

6. Der frühe Nachmittag bleibt meist den Tagespflichten vorbehalten; denn Termine am späten Vormittag erschweren die Erledigung der eigentlichen Routinearbeiten.

7. Die Stadtbücherei hat eine umfangreiche Präsenzbibliothek, und selbst wenn die Informationen nicht die notwendigen Kataloge liefern, erfahren Sie, wohin Sie sich wenden können.

Bei der folgenden Übung brauchen Sie nur **drei** Wörter zu vertauschen.

8. Vom See hoch über dem Fahrwasser aus erscheint die Entfernung bis zur anderen Seite des Hügels kleiner als sie in Wirklichkeit ist.

Jetzt müssen Sie wieder **vier** Wörter austauschen:

9. Wirklich surrealistische Texte können ihre eigenen Höhen transzendieren und schreckliche Unzulänglichkeiten erreichen.

Versuchen Sie nun zum Schluss, **sechs** Wörter auszutauschen:

10. Die Einführung beliebter Romanschriftsteller Ende des 19. Jahrhunderts sorgte für die Verbreitung eines drittklassigen Elementarunterrichts.

Die Lösungen finden Sie auf Seite 148 bis 159

Beispiel

Die folgenden von den Autoren erfundenen Monogramme sind bildliche Darstellungen eines Wortes oder mehrerer Wörter, geformt von den kreisförmigen Anordnungen der Buchstaben des Alphabets im Diagramm. Die besten Beispiele bilden Muster, die man mit dem symbolisierten Wort assoziieren kann. Das Wort HIGHWAYMAN entsteht zum Beispiel, indem man mit dem ersten Buchstaben (H) beginnt und dann Linien von einem Buchstaben zum anderen zieht, etwa H zu I, I zu G, G zu H, H zu W und W zu A. Wenn alle Linien gezogen sind, füllt man alle daraus entstehenden Dreiecksmuster aus, sofern sie von

Geraden begrenzt werden (1), nicht aber, wenn eine oder mehrere gekrümmte Linien (2) sie begrenzen. Grenzen mehr als drei Buchstaben aneinander (3), wird dagegen eine Linie gezogen, die den ersten und letzten Buchstaben verbindet. Bei Doppelbuchstaben besucht man nur einen Buchstaben.

Schritt 1: Ziehen Sie Verbindungslinien.
Schritt 2: Füllen Sie alle Flächen aus, die von Geraden begrenzt werden.

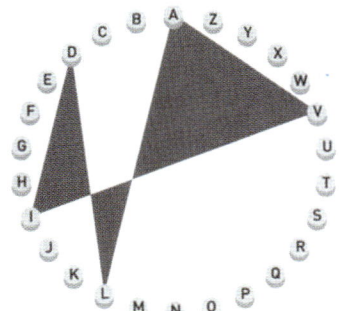

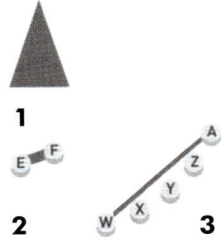

ÜBUNG 1

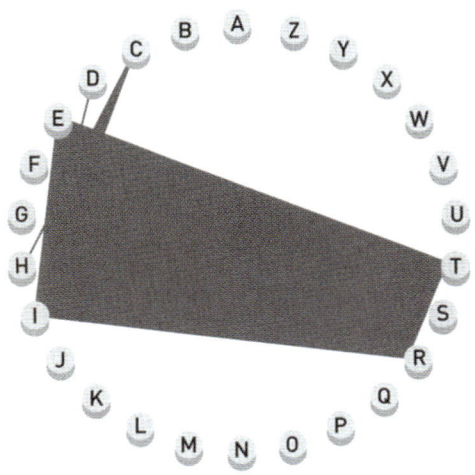

Hinweis: Berühmte Gestalt der Renaissance

ÜBUNG 2

Hinweis: Von Napoleon gebaut

Die Lösungen finden Sie auf Seite 148 bis 159

Übungen für die linke Hirnhälfte

ÜBUNG 3

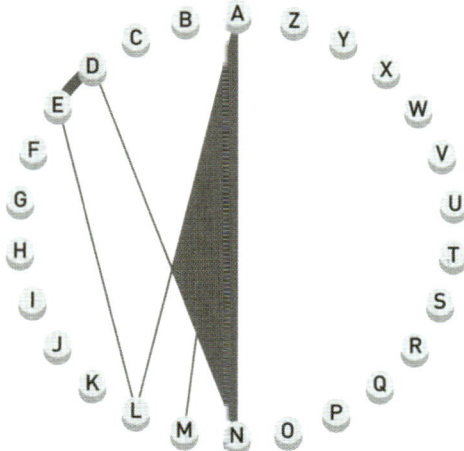

Hinweis: Griechischer Philosoph

ÜBUNG 4

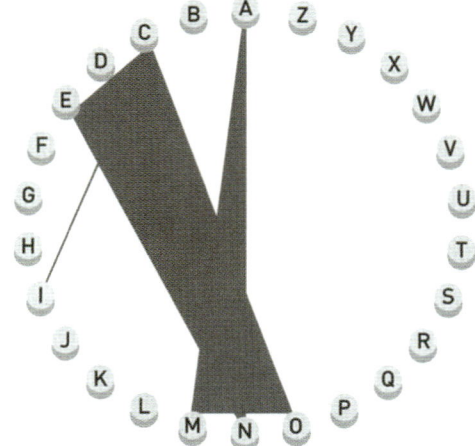

Hinweis: Der englische Weihnachtsmann

ÜBUNG 5

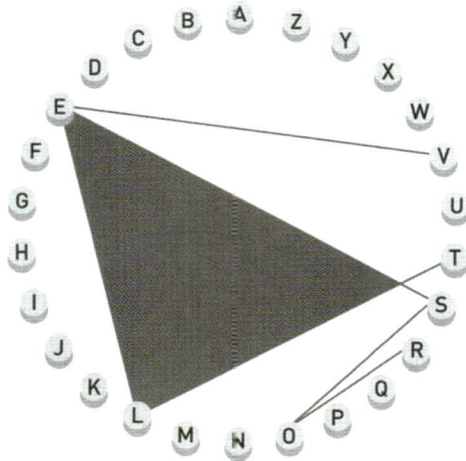

Hinweis: Amerikanischer Präsident 1933–1945

ÜBUNG 6

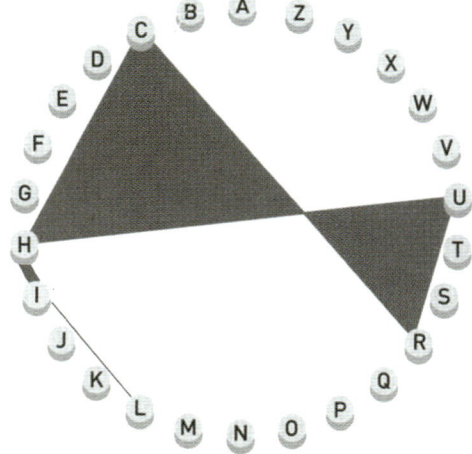

Hinweis: Amerikanischer Präsident 1933–1945

Die Lösungen finden Sie auf Seite 148 bis 159

ÜBUNG 7

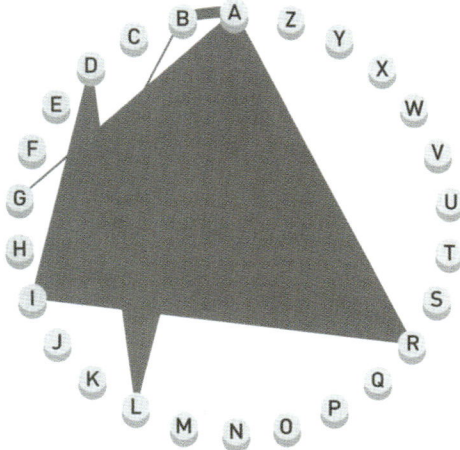

Hinweis: Italienischer Soldat, der gerne Kekse aß

ÜBUNG 8

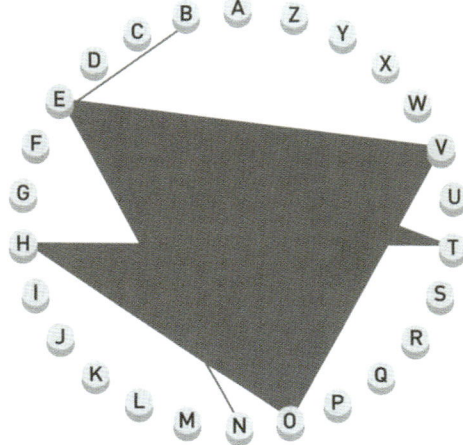

Hinweis: Deutscher Komponist

ÜBUNG 9

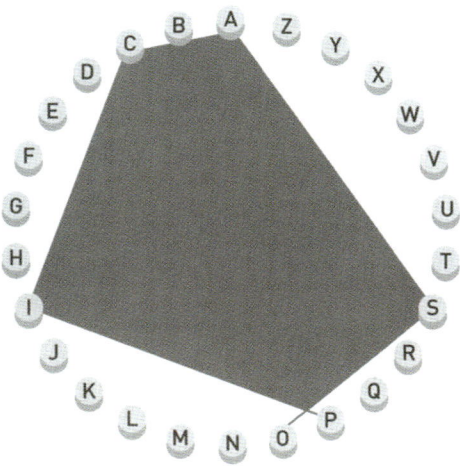

Hinweis: Er ist 320 m hoch und steht in Paris
(Originalschreibweise)

ÜBUNG 10

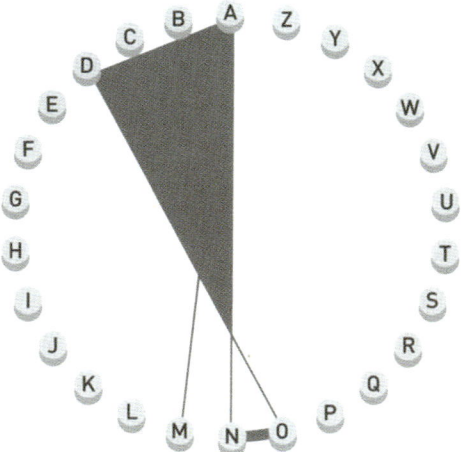

Hinweis: In Genua geborener Entdecker
(Originalschreibweise)

Beispiel

Welches Wort gehört in Übung 1 in die Klammer? Es sollte das Gleiche bedeuten wie die beiden Wörter außerhalb der Klammer. Groß- und Kleinschreibung ist möglich. Beispiel:

richtig sein (korrekt) stimmen

Wofür steht in Übung 2 die Definition? Beispiel:
Ist eine Folge von Freudenschreien
a) eine Übertreibung, b) ein Jubel, c) ein Gesang, d) eine Ode? Lösung: **B**

ÜBUNG 1

1. Messinstrument (_____) Sternzeichen

2. Betreuen (_____) immer wieder tun

3. Unwirtlich (_____) langweilig

4. Brennstoff (_____) Geld

5. Berühren (_____) Teile eines Klaviers

6. Benommenheit (_____) Öl

7. Pferd (_____) Leere beseitigen

8. Fahrzeug (_____) sich trauen

9. Ring (_____) Gamsbartspitzen

10. Bestechen (_____) einfetten

ÜBUNG 2

1. Wölfen
a. Schlag
b. Rudel
c. Welpen
d. Meute

2. Geschirrteilen
a. Muster
b. Service
c. Sammlung
d. Arsenal

3. Antilopen
a. Herde
b. Stock
c. Horde
d. Rotte

4. Geistlichen
a. Bischöfe
b. Kloster
c. Chor
d. Klerus

5. Turnern
a. Staffel
b. Riege
c. Elf
d. Seilschaft

6. Kanonieren
a. Kompanie
b. Regiment
c. Batterie
d. Kavallerie

7. Sternen
a. Sonnensystem
b. Kosmos
c. Galaxie
d. Parsec

8. Inseln
a. Peninsula
b. Atoll
c. Archipel
d. Schäre

Die Lösungen finden Sie auf Seite 148 bis 159

Beispiel

Tragen Sie in die Klammer ein Wort ein, das man vor alle anderen Wörter setzen kann. Zum Beispiel:

a) Blende, b) Licht, c) Uhr, d) Brand e) Segel　　　　Lösung: **b) Sonnen**

VOR-WORTE

1. Streifen
Kissen
Spitze
Holz
Stich

2. Rücken
Pilz
Ball
Spur
Note

3. Käse
Geld
Holz
Weizen
Metall

4. Fell
Auge
Tisch
Kopf
Wäsche

5. Feld
Kammer
Kreis
Blume
Speicher

6. Währung
Gräber
Fasan
Staub
Fisch

7. Pantoffel
Laus
Stift
Hut
Unterlage

8. Finger
Lauf
Mut
Schläfer
Weiler

9. Suggestion
Fähre
Brücke
Wäsche
Dieb

10. Seil
Fahrt
Brücke
Verbindung
Unglück

11. Statistik
Roman
Prozess
Geschichte
Film

12. Erbarmen
Gefällig
Lob
Suche
Vater

13. Kariert
Mut
Staat
Hirn
Kunst

14. Zeichen
Stunde
Bild
Haufen
Karte

15. Stärke
Malerei
Bildung
Lehre
los

16. Wind
Bad
Strahl
Gott
Milch

17. Täter
Segel
Haar
Mann
Sache

18. Schloss
Schicht
Strömung
Brücke
leer

19. Rücken
Halter
Stütze
Prüfer
Macher

20. Möbel
Säge
Kiste
Perle
Kohle

Die Lösungen finden Sie auf Seite 148 bis 159

SPRACHLICHE ÜBUNGEN

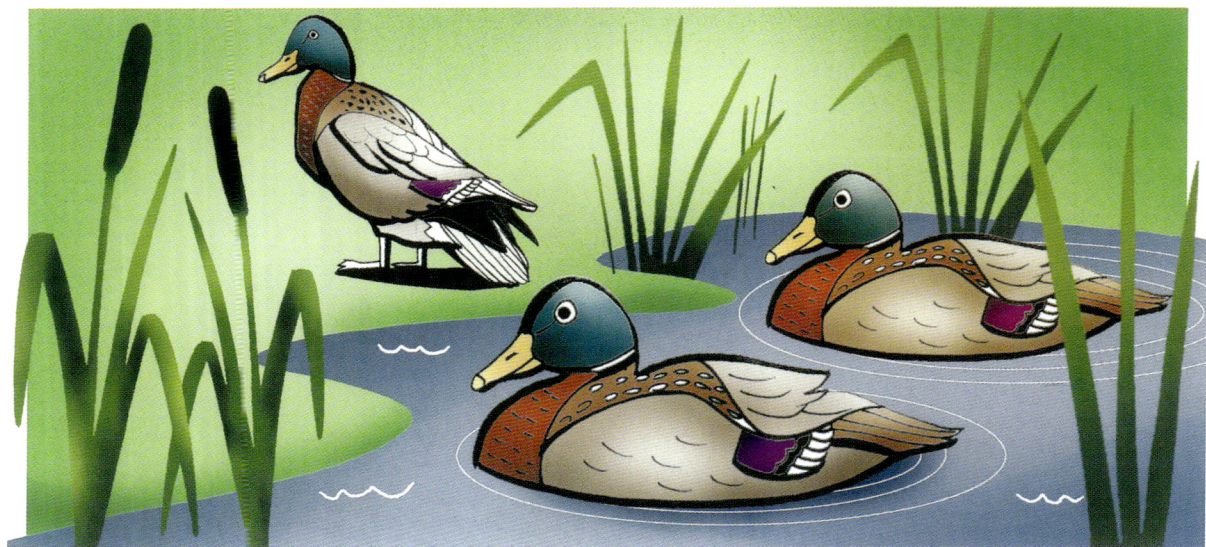

1. Lösen Sie das folgende Ein-Wort-Anagramm:
Geh, du niest!

2. Welches Wort passt nicht in die Reihe?
a. **Axolotl**
b. **Tiger**
c. **Tonsille**
d. **Bonobo**
e. **Kamel**

3. Was ist eine KNUTE?
a. **Kanal**
b. **Brücke**
c. **Peitsche**
d. **Floß**
e. **Burg**

4. Lösen Sie das folgende Ein-Wort-Anagramm:
Immer neue Kosten!

5. Welches Wort passt nicht in die Reihe?
Salsa, Macarena, Samba, Galliarde, Mamba, Charleston, Tarantella

6. Wie nennt man Soldaten der Artillerie?
a. **Grenadiere**
b. **Kanoniere**
c. **Füsiliere**
d. **Kavalleristen**
e. **Infanteristen**

7. Bilden Sie mit den folgenden fünf Buchstaben ein Wort mit sieben Buchstaben:
BELTR

8. Setzen Sie zwei Silben zum Namen eines Vogels zusammen.
blau, feld, gras, kohl, lang, ling, perl, sper, star, ster

9. Bilden Sie mit den folgenden vier Buchstaben ein Wort mit sechs Buchstaben:
EKNR

10. Welches Wort passt nicht in die Reihe?
a. **Kord**
b. **Markasit**
c. **Damast**
d. **Taffet**
e. **Leinen**

Beispiel

Bei den folgenden Übungen geht es darum, die Figur zu finden, die nicht zu den anderen passt. Diese Aufgaben schulen die geistige Agilität und das kreative Denken.

Zum Beispiel: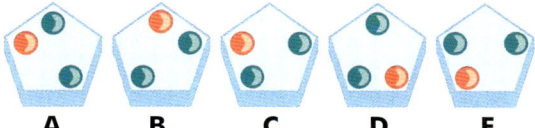

Lösung: **C**. Alle anderen Figuren sind gleich – sie drehen sich nur. Figur C ist ein Spiegelbild der anderen vier.

ÜBUNG 1

Welche Figur passt nicht zu den anderen?

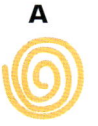 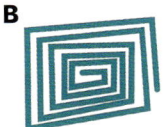 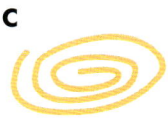

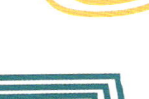

ÜBUNG 2

Welche Figur passt nicht zu den anderen?

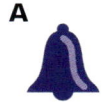 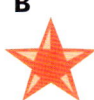 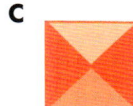

ÜBUNG 3

Welche Figur passt nicht zu den anderen?

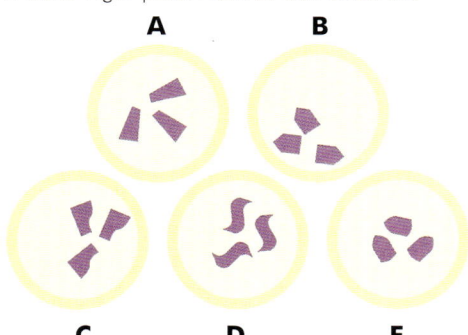

ÜBUNG 4

Welche Figur passt nicht zu den anderen?

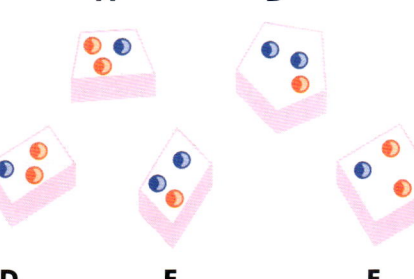

Übungen für die rechte Hirnhälfte

ÜBUNG 5

Welche Figur passt nicht zu den anderen?

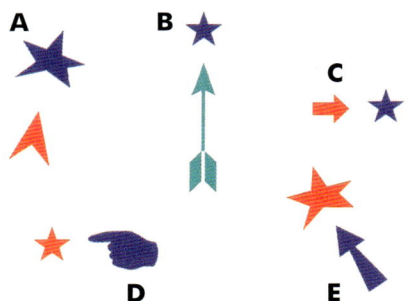

ÜBUNG 6

Welche Figur passt nicht zu den anderen?

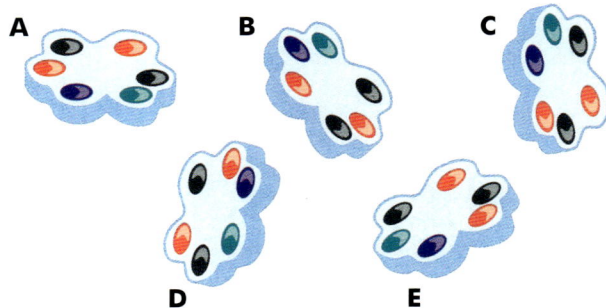

ÜBUNG 7

Welche Figur passt nicht zu den anderen?

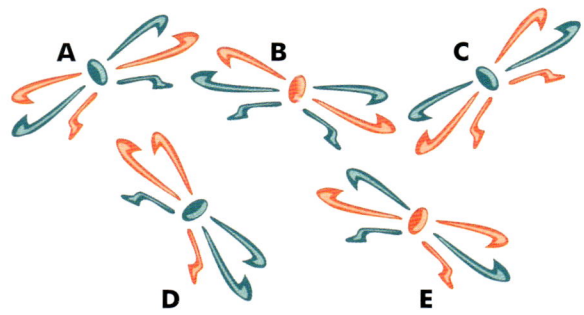

ÜBUNG 8

Welche Figur passt nicht zu den anderen?

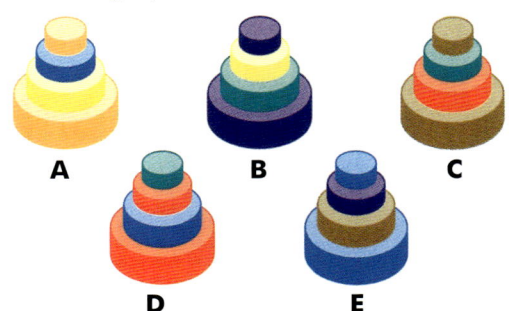

ÜBUNG 9

Welche Figur passt nicht zu den anderen?

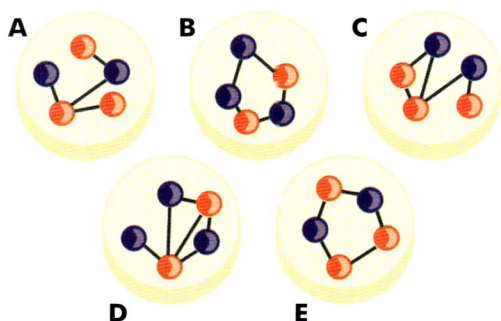

ÜBUNG 10

Welche Figur passt nicht zu den anderen?

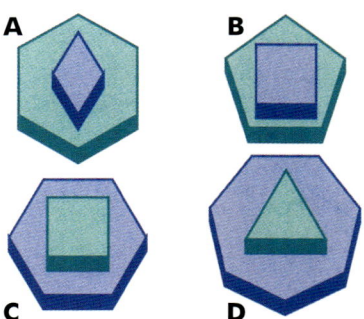

Die Lösungen finden Sie auf Seite 148 bis 159

Übungen für die rechte Hirnhälfte

Mit den folgenden Übungen können linksorientierte Menschen üben, Muster zu erkennen, sie können das räumliche Vorstellungsvermögen verbessern und ihre Kreativität fördern, indem sie die Figur zeichnen, welche die Reihe fortsetzt.

Zum Beispiel:

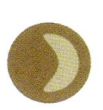 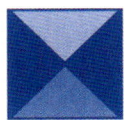  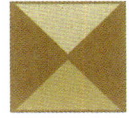

Lösung:

Die Reihe lautet: brauner Kreis/
blaues Quadrat, blauer Kreis/braunes
Quadrat usw.

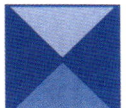

ÜBUNG 1

Zeichnen Sie die nächste Figur in der Reihe.

  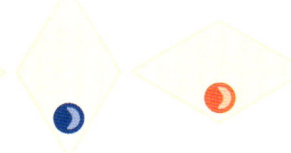

ÜBUNG 2

Zeichnen Sie die nächste Figur in der Reihe.

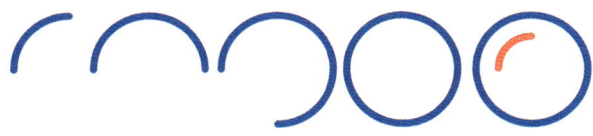

ÜBUNG 3

Zeichnen Sie die nächste Figur in der Reihe.

 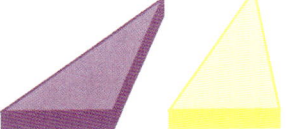 

ÜBUNG 4

Zeichnen Sie die nächste Figur in der Reihe.

     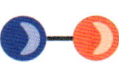

ÜBUNG 5

Zeichnen Sie die nächste Figur in der Reihe.

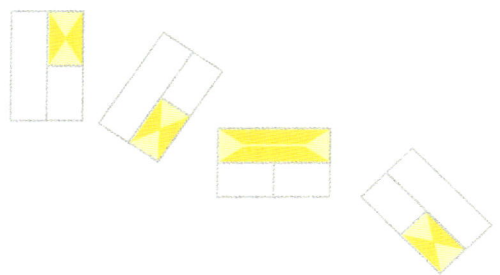

ÜBUNG 6

Zeichnen Sie die nächste Figur in der Reihe.

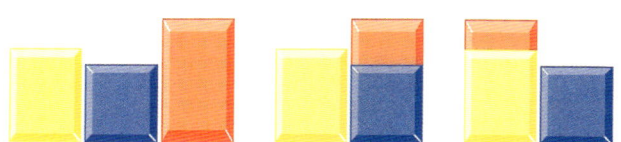

ÜBUNG 7

Zeichnen Sie die nächste Figur in der Reihe.

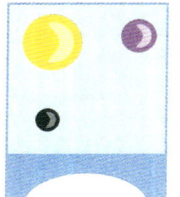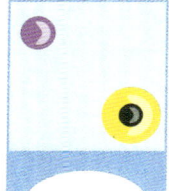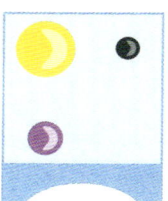

ÜBUNG 8

Zeichnen Sie die nächste Figur in der Reihe.

ÜBUNG 9

Zeichnen Sie die nächste Figur in der Reihe.

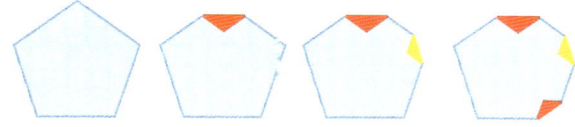

ÜBUNG 10

Zeichnen Sie die nächste Figur in der Reihe.

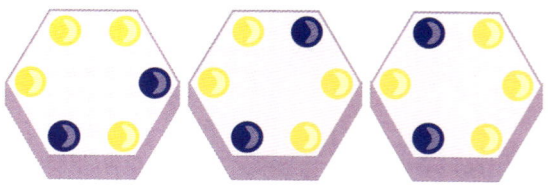

Übungen für die linke Hirnhälfte

Beispiel

Die folgenden zehn Matrix-Rätsel schulen Analysefähigkeit und Logik. Konzentrieren Sie sich auf jede Reihe und jede Spalte, und bestimmen Sie, welches Quadrat fehlt.

Zum Beispiel:

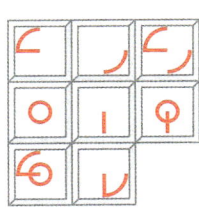

A   **B**   **C**

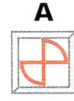
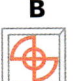

D   **E**   **F**

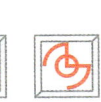

Lösung:

E. Wenn Sie die Reihen und Spalten analysieren, sehen Sie, dass das dritte Quadrat eine Kombination der beiden ersten ist.

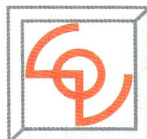

ÜBUNG 1

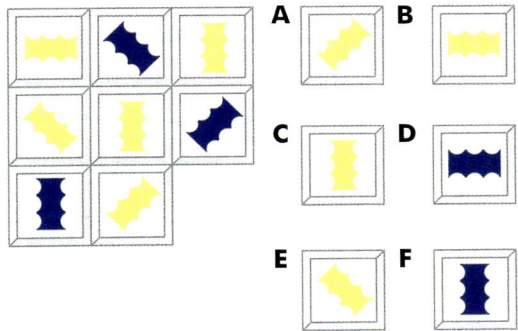

ÜBUNG 2

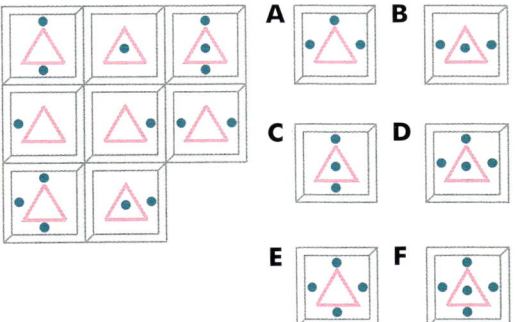

ÜBUNG 3

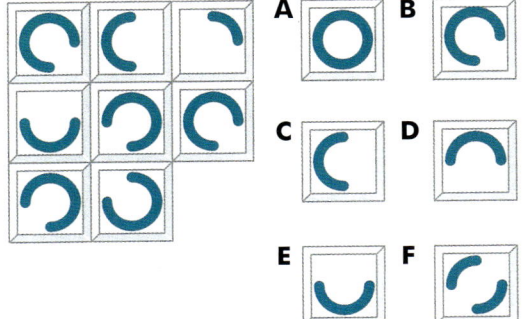

ÜBUNG 4

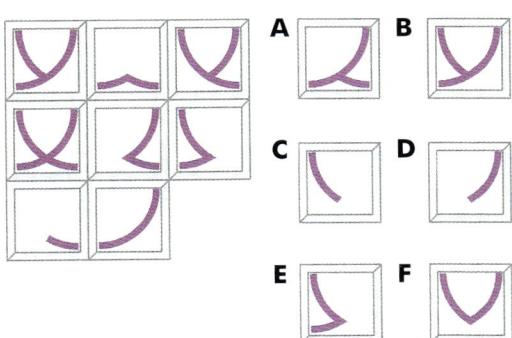

Übungen für die linke Hirnhälfte

ÜBUNG 5

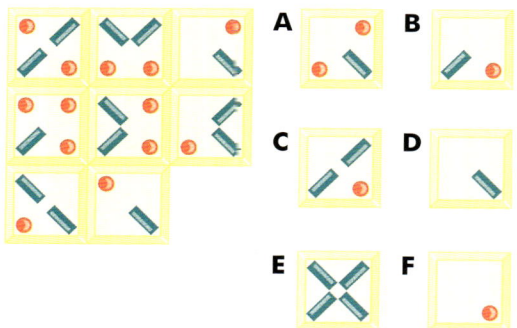

ÜBUNG 6

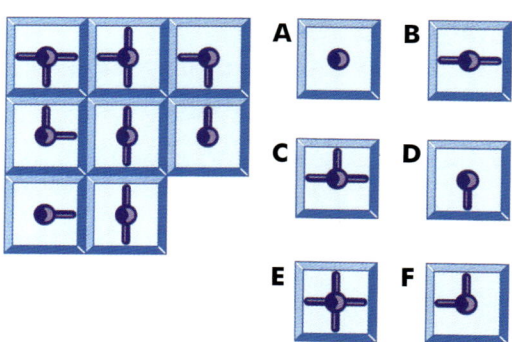

ÜBUNG 7

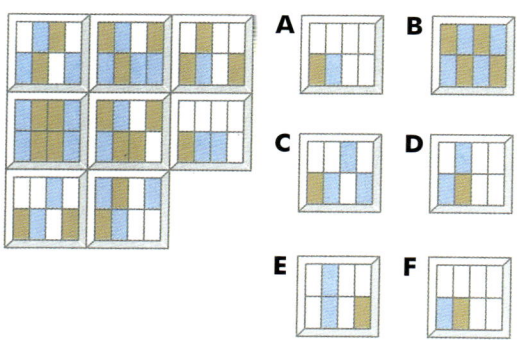

ÜBUNG 8

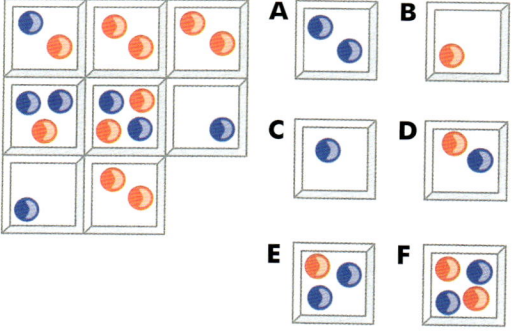

ÜBUNG 9

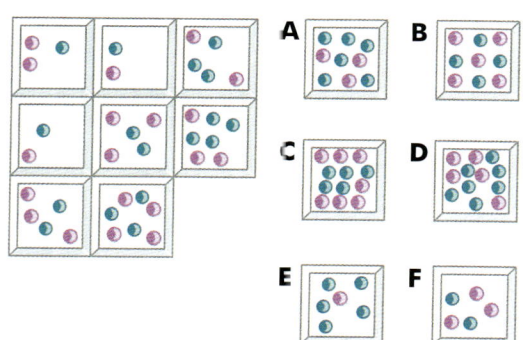

ÜBUNG 10

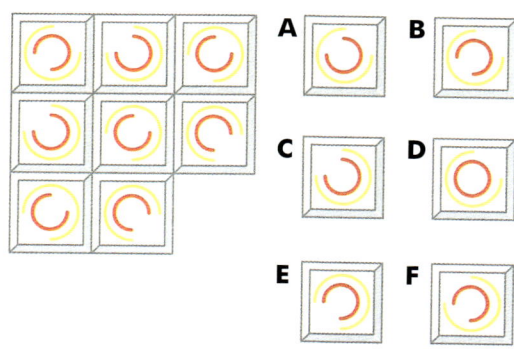

Die Lösungen finden Sie auf Seite 148 bis 159

ÜBUNG 1

Welches Sechseck gehört ins freie Feld?

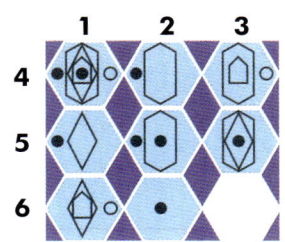

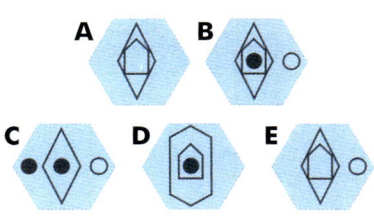

ÜBUNG 2

Welches Sechseck gehört ins freie Feld?

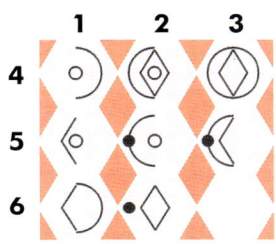

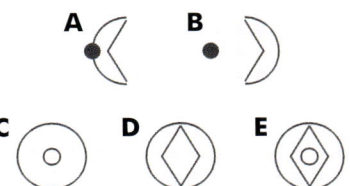

ÜBUNG 3

Welches Sechseck gehört ins freie Feld?

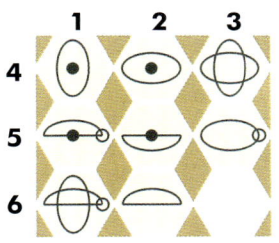

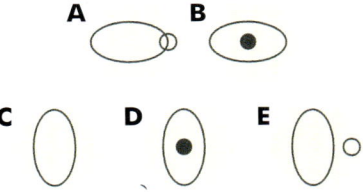

ÜBUNG 4

Welches Sechseck gehört ins freie Feld?

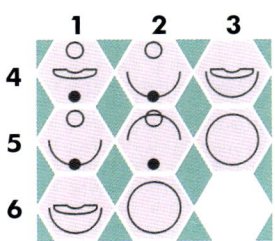

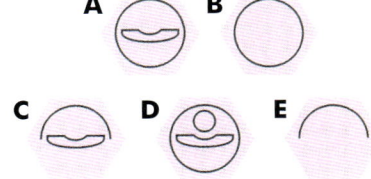

ÜBUNG 5

Welches Sechseck gehört ins freie Feld?

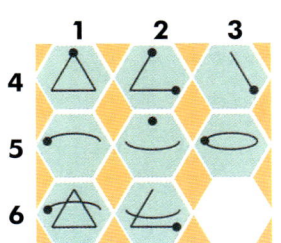

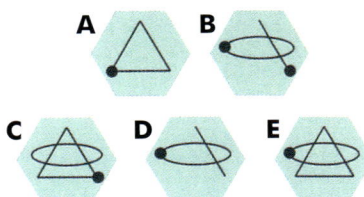

Die Lösungen finden Sie auf Seite 148 bis 159

Übungen für die rechte Hirnhälfte

ÜBUNG 6

Welches Sechseck gehört ins freie Feld?

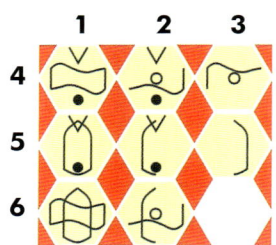

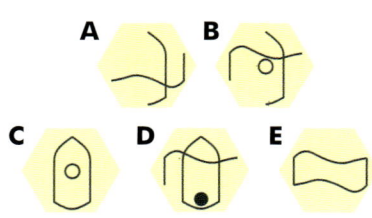

ÜBUNG 7

Welches Sechseck gehört ins freie Feld?

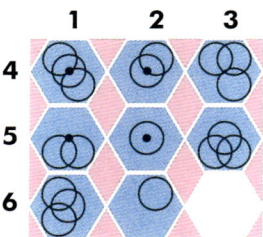

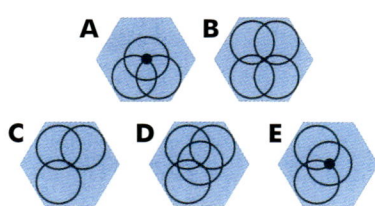

ÜBUNG 8

Welches Sechseck gehört ins freie Feld?

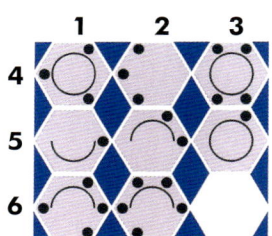

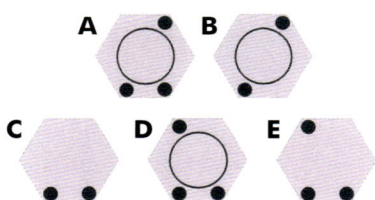

ÜBUNG 9

Welches Sechseck gehört ins freie Feld?

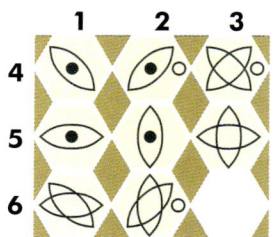

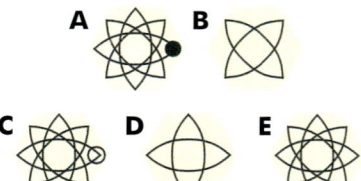

ÜBUNG 10

Welches Sechseck gehört ins freie Feld?

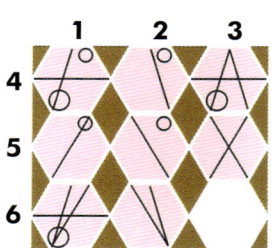

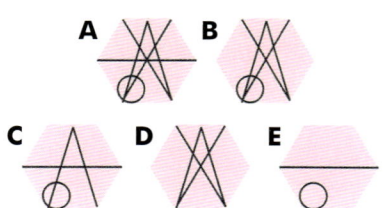

Die Lösungen finden Sie auf Seite 148 bis 159

BUCHSTABEN UND ZAHLEN

Welche Zahl fehlt im Gitter, und wo muss man sie einfügen?

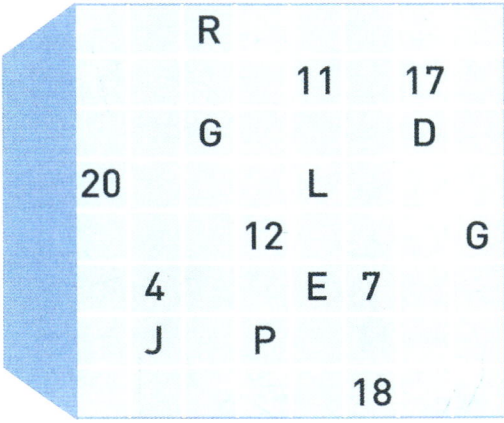

Übungen für die rechte Hirnhälfte

Beispiel

Diese Aufgaben erfordern einige Logik – eine Gabe der linken Hemisphäre –, aber Sie brauchen dafür auch visuelle Begabung und schöpferisches Denken, also Funktionen der rechten Hemisphäre.

Das Beispiel rechts zeigt, wie diese Logikaufgaben zu lösen sind:
Welche Figur setzt die Reihe oben fort?

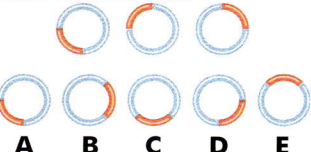

A   B   C   D   E

Lösung: **D**. Der rote Bogenteil wandert in jedem Stadium um 90 Grad im Uhrzeigersinn.

ÜBUNG 1

Was kommt als Nächstes?

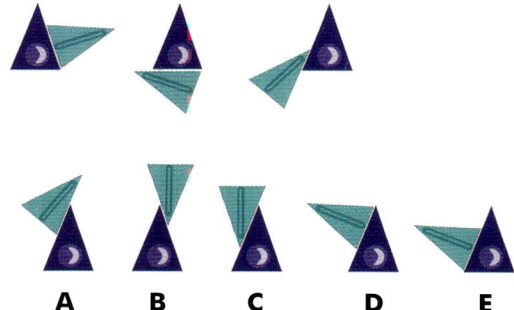

A   B   C   D   E

ÜBUNG 2

Was kommt als Nächstes?

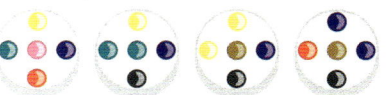

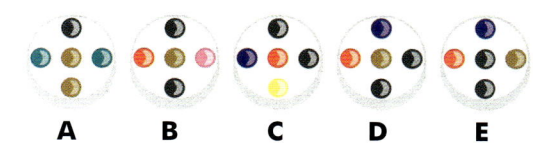

A   B   C   D   E

ÜBUNG 3

Welches Teil fehlt?

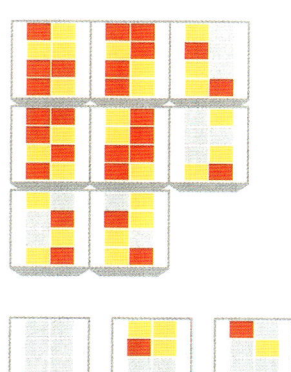

A   B   C   D   E

ÜBUNG 4

Was kommt als Nächstes?

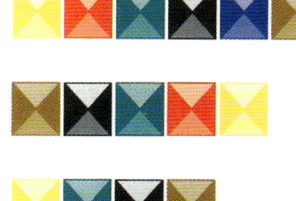

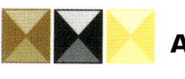 **A**

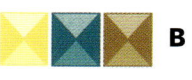 **B**

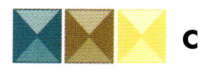 **C**

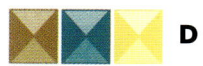 **D**

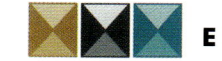 **E**

Übungen für die rechte Hirnhälfte

ÜBUNG 5

Was kommt als Nächstes?

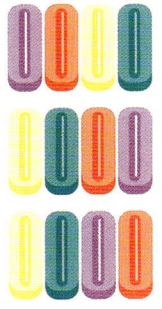

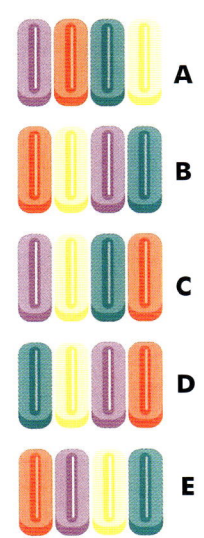

ÜBUNG 6

Welches Quadrat ersetzt die Fragezeichen?

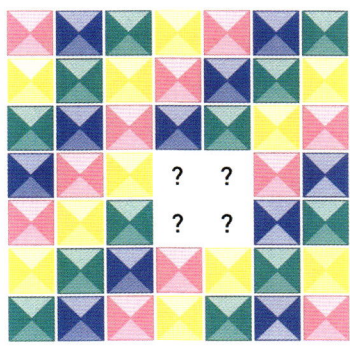

A   B   C

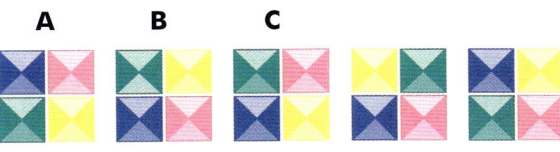

ÜBUNG 7

Was kommt als Nächstes?

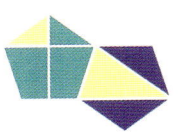
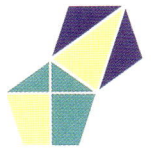

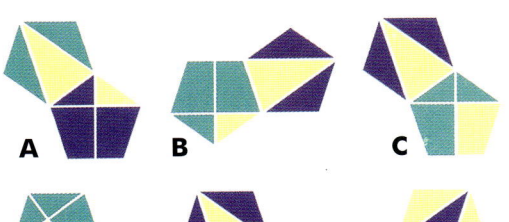

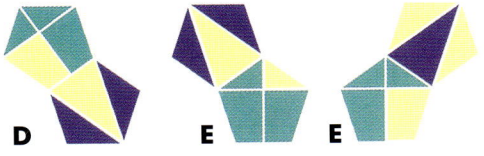

ÜBUNG 8

Was kommt als Nächstes?

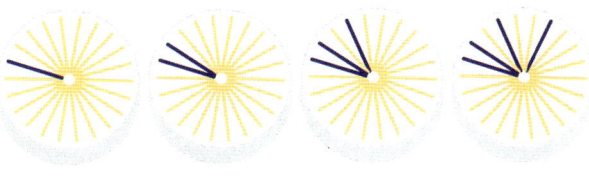

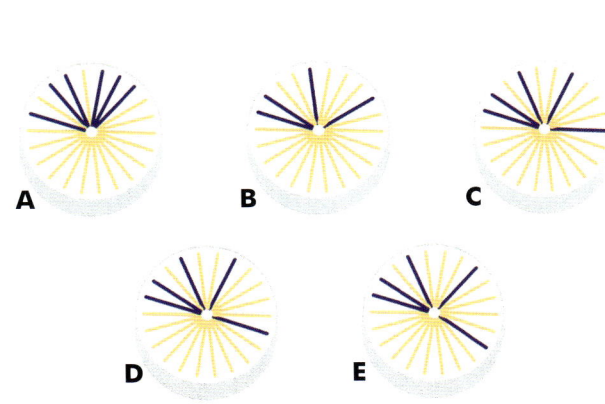

Übungen für die rechte Hirnhälfte

ÜBUNG 9

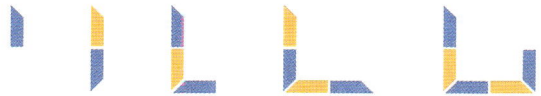

Was kommt als Nächstes?

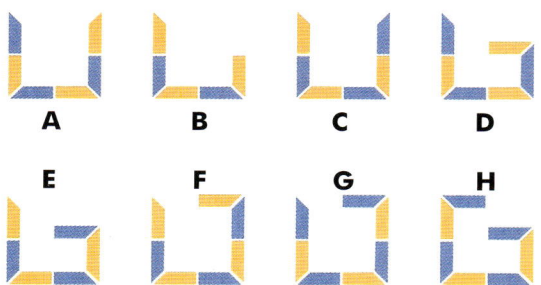

ÜBUNG 10

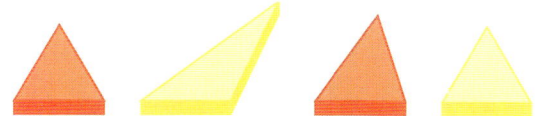

Was kommt als Nächstes?

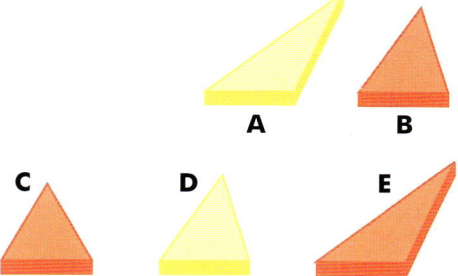

ÜBUNG 11

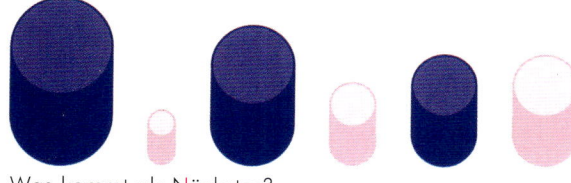

Was kommt als Nächstes?

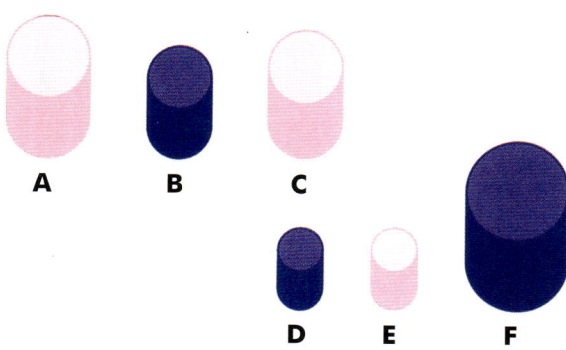

ÜBUNG 12

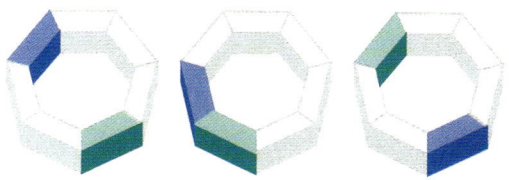

Was kommt als Nächstes?

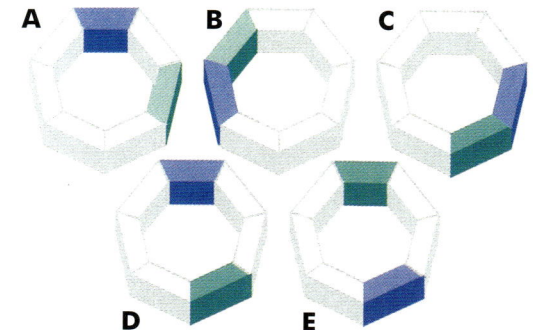

Die Lösungen finden Sie auf Seite 148 bis 159.

ÜBUNG 13

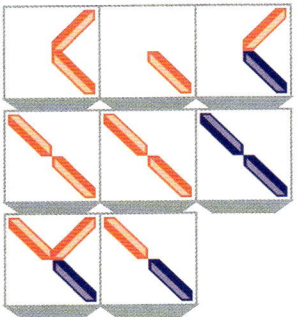

Welches Teil fehlt?

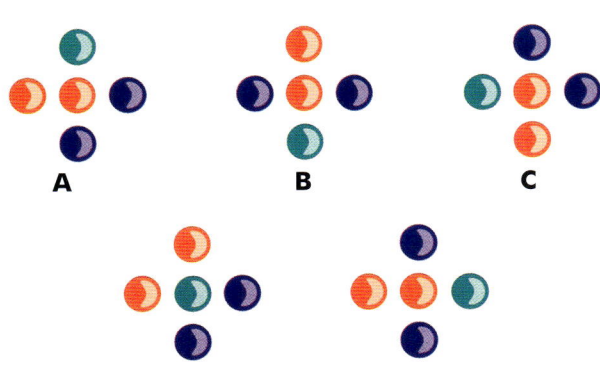

| A | B | C | D | E |

ÜBUNG 14

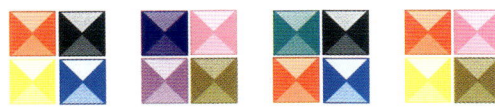

Was kommt als Nächstes?

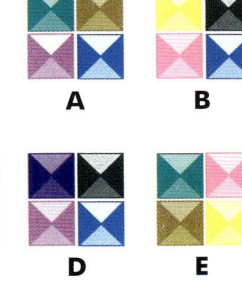

A   B

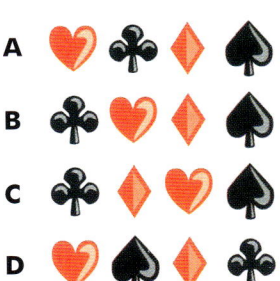

C   D   E

ÜBUNG 15

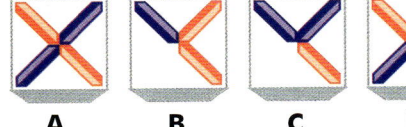

Was kommt als Nächstes?

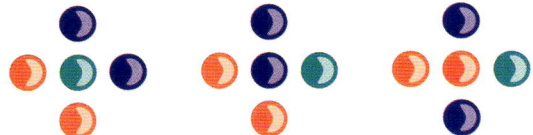

A   B   C

D   E

ÜBUNG 16

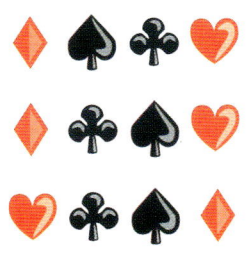

Was kommt als Nächstes?

A
B
C
D

Übungen für die rechte Hirnhälfte

ÜBUNG 1

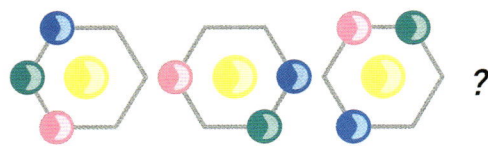

Welches Sechseck ersetzt das **Fragezeichen**?

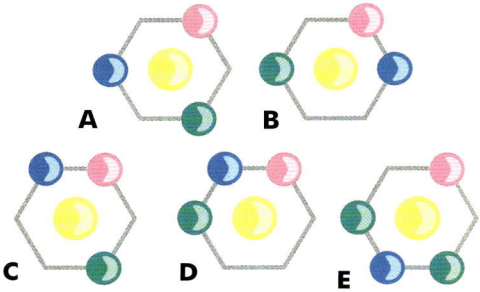

ÜBUNG 2

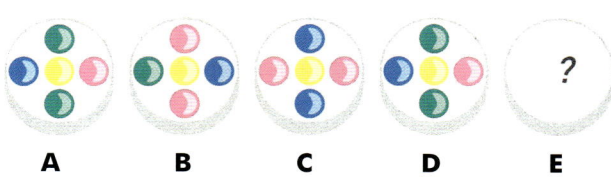

Welche Farben ersetzen das **Fragezeichen**?

ÜBUNG 3

Welcher Kreis ist **A** am ähnlichsten?

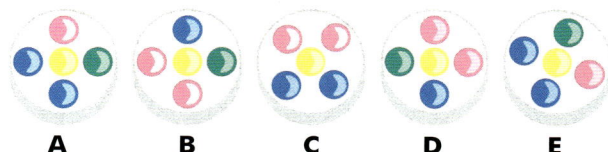

ÜBUNG 4

Gelb, Grün, Rosa und Blau haben die Zahlenwerte 10, 5, 3, 2, aber nicht in dieser Reihenfolge. Wie lautet die richtige Folge?

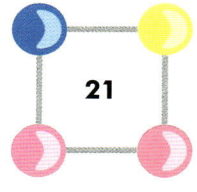

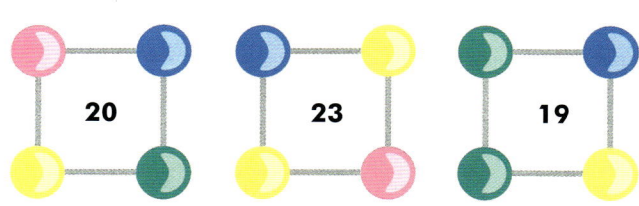

ÜBUNG 5

Welche Farbe ersetzt das **Fragezeichen**?

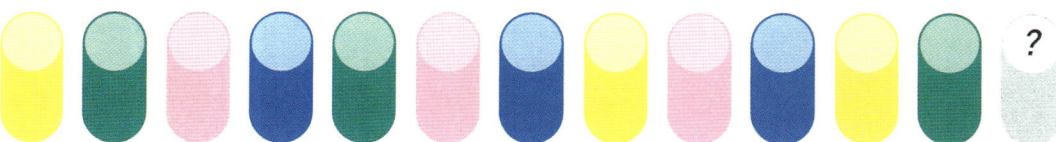

Die Lösungen finden Sie auf Seite 148 bis 159

Übungen für die rechte Hirnhälfte

ÜBUNG 6

Welcher Kreis passt nicht in die Reihe?

A B C D

E F G

H I J K

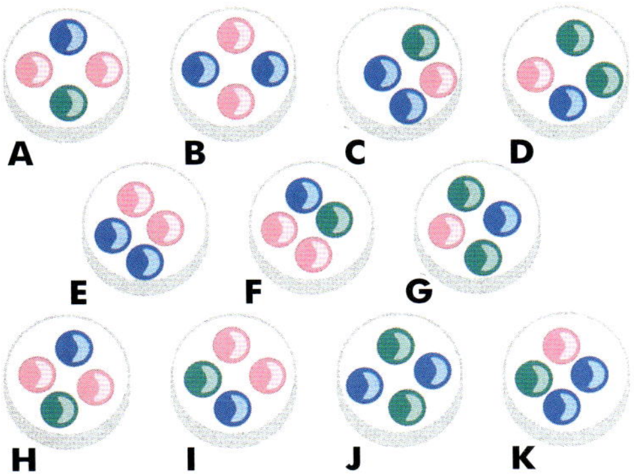

ÜBUNG 7

Welches Quadrat ersetzt das **Fragezeichen**?

?

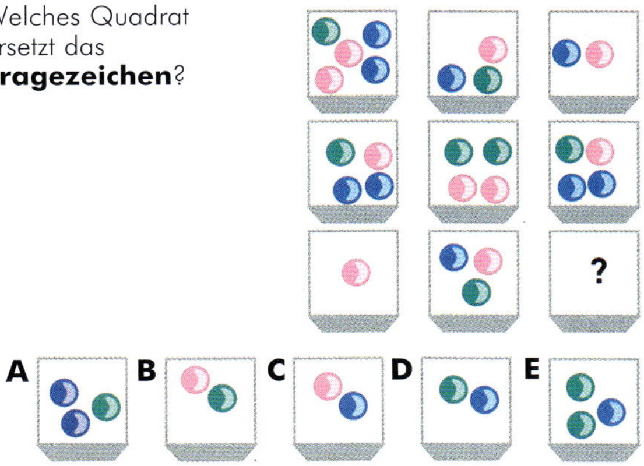

A B C D E

ÜBUNG 8

Analogie

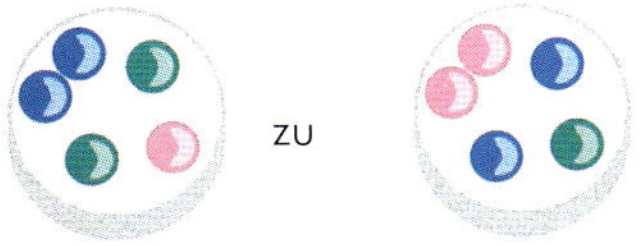

zu

wie

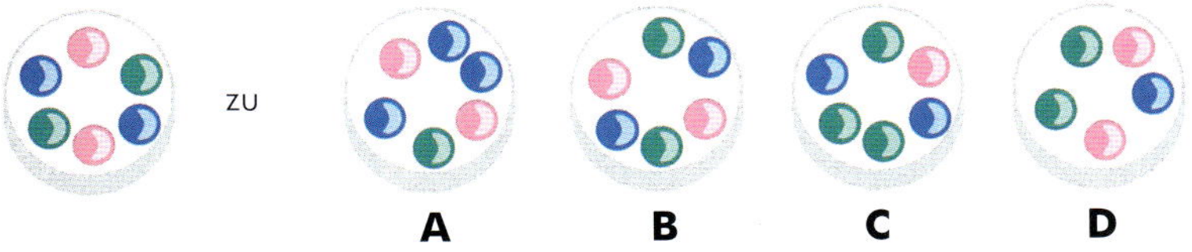

zu

A B C D

ÜBUNG 9

A

B

C

D

E

Welche Figur passt nicht in die Reihe?

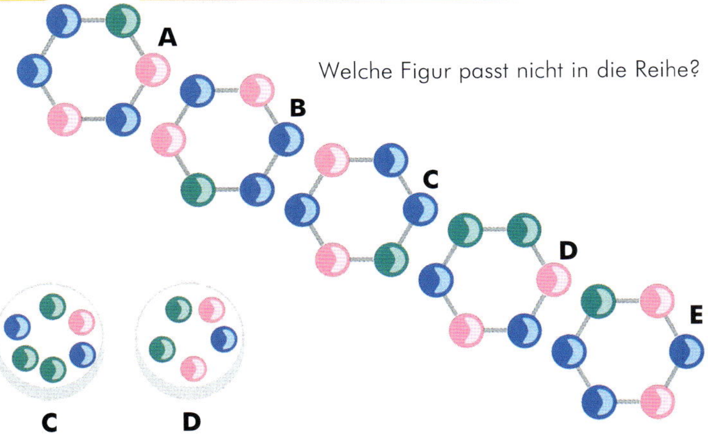

ÜBUNG 10

Welches Fünfeck ersetzt das **Fragezeichen**?

?

A B C D

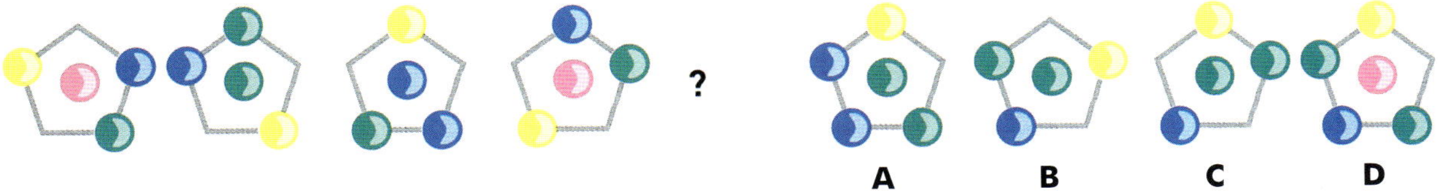

ÜBUNG 1

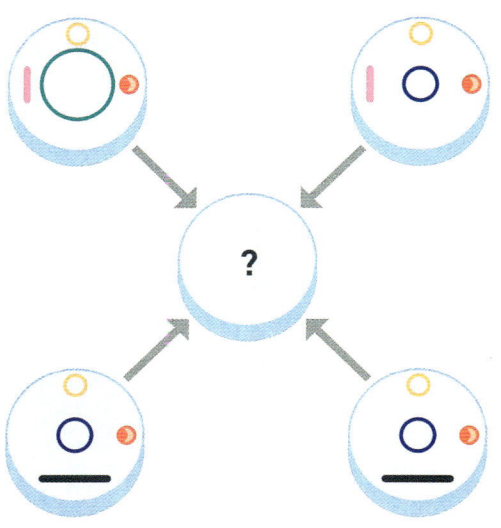

Jede Linie und jedes Symbol in den vier äußeren Kreisen (oben) wird nach folgenden Regeln in den mittleren Kreis übertragen:
Eine Linie oder ein Symbol erscheint in den äußeren Kreisen ...

einmal:	Sie wird übertragen
zweimal:	Sie wird möglicherweise übertragen
dreimal:	Sie wird übertragen
viermal:	Sie wird nicht übertragen

Welcher der unten abgebildeten Kreise gehört ins Zentrum des obigen Schemas?

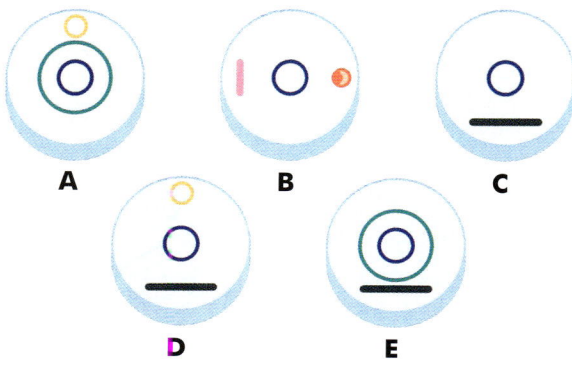

ÜBUNG 2

Jedes der neun mit 1 A bis 3 C bezeichneten Quadrate im Schema soll alle Linien und Symbole enthalten, die in den Quadraten A bis C und 1 bis 3 am oberen und linken Rand enthalten sind und den gleichen Buchstaben und die gleiche Zahl aufweisen. Beispiel: 2 A muss alle Linien und Symbole enthalten, die in 2 und A enthalten sind.

Ein Quadrat ist falsch. Welches?

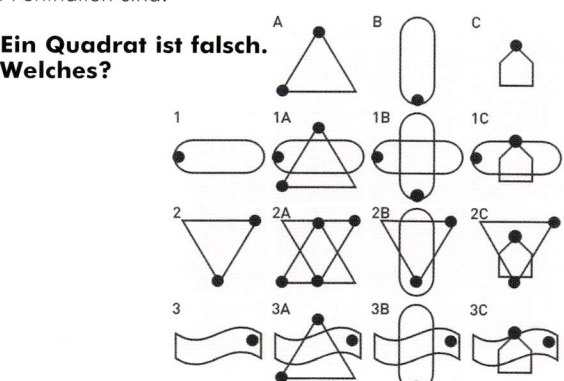

ÜBUNG 3

Welches Oval passt nicht in die Reihe?

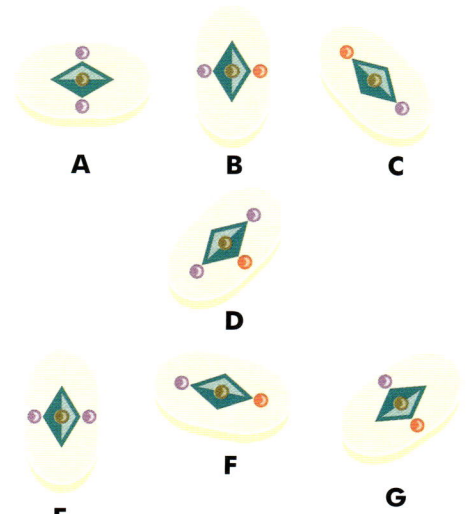

ÜBUNG 4

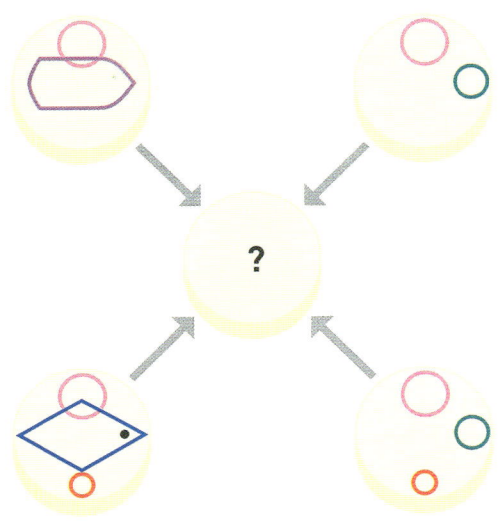

Jede Linie und jedes Symbol in den vier äußeren Kreisen (oben) wird nach folgenden Regeln in den mittleren Kreis übertragen:
Eine Linie oder ein Symbol erscheint in den äußeren Kreisen …

einmal:	Es wird übertragen
zweimal:	Es wird möglicherweise übertragen
dreimal:	Es wird übertragen
viermal:	Es wird nicht übertragen

Welcher der unten abgebildeten Kreise gehört ins Zentrum des obigen Schemas?

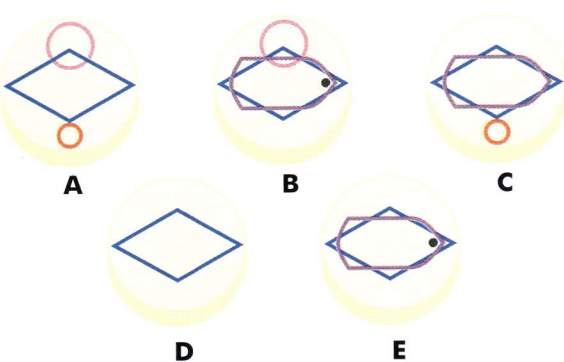

ÜBUNG 5

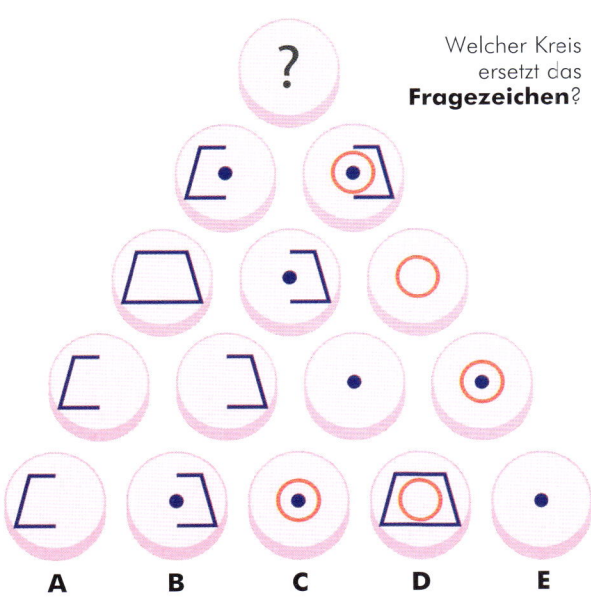

Welcher Kreis ersetzt das **Fragezeichen**?

ÜBUNG 6

Jedes der neun mit 1 A bis 3 C bezeichneten Quadrate im Schema soll alle Linien und Symbole enthalten, die in den Quadraten A bis C und 1 bis 3 am oberen und linken Rand enthalten sind und den gleichen Buchstaben und die gleiche Zahl aufweisen. Beispiel: 2 A muss alle Linien und Symbole enthalten, die in 2 und A enthalten sind.

Ein Quadrat ist falsch. Welches?

Beispiel

Die folgenden Rätsel lassen sich durch analytisches und logisches Denken lösen.

Wie viele mögliche Wege gibt es von A nach B, wenn wir annehmen, dass wir nur nach Osten und nach Süden gehen können?

Ein richtiger Weg ist hier rot eingezeichnet.

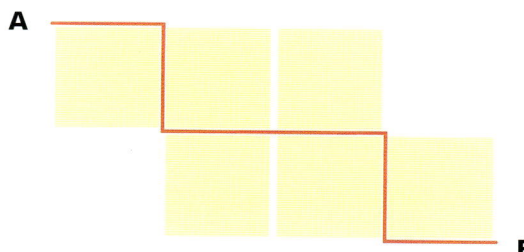

ÜBUNG 1

Wie viele mögliche Wege gibt es von A nach B?

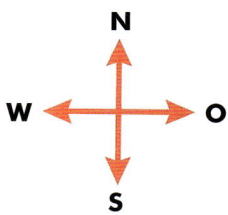

Die Lösungen finden Sie auf Seite 148 bis 159

Übungen für die linke Hirnhälfte

ÜBUNG 2

Durch einen Ball mit 13 cm Durchmesser wird ein
5 cm breites Loch gebohrt.

Wie lang ist der Tunnel?

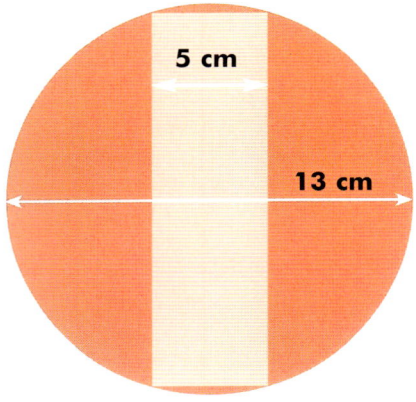

ÜBUNG 3

Wie viele Dreiecke?

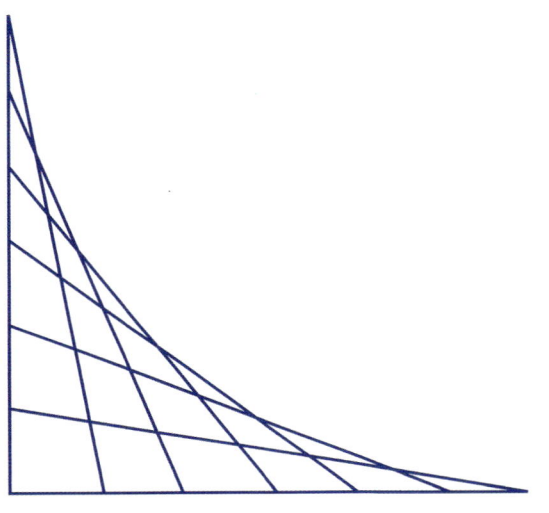

ÜBUNGS 4

Wie viele Quadrate?

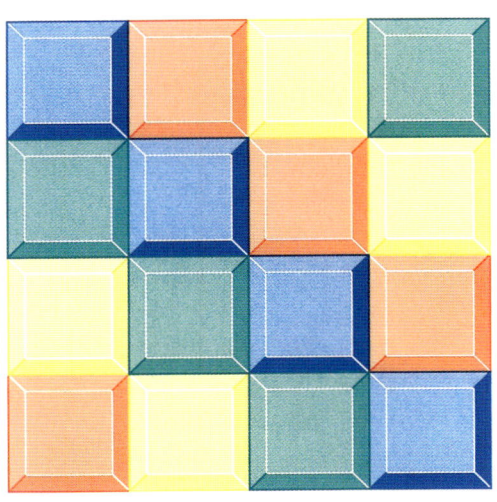

ÜBUNG 5

Wie viele Kreise?

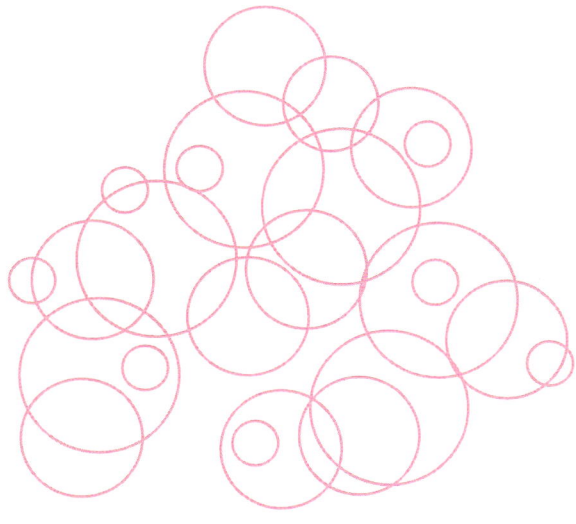

Übungen für die rechte Hirnhälfte

Beispiel

Ein gutes räumliches Vorstellungsvermögen ist im Alltag sehr wichtig. Es regt nicht nur das Denken an, sondern verbessert auch körperliche Leistungen.

Zum Beispiel:
Welche Figur passt nicht zu den anderen?

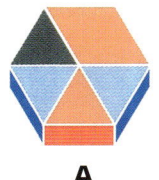  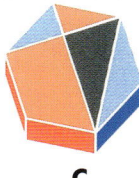 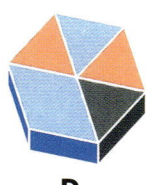 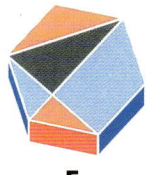

A **B** **C** **D** **E**

Lösung: **B.** A ist gleich D, wobei Blau und Braun vertauscht sind. Das Gleiche gilt für C und E.

ÜBUNG1

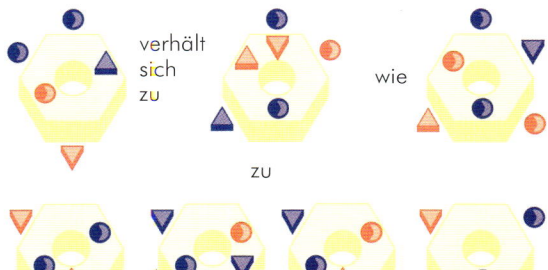
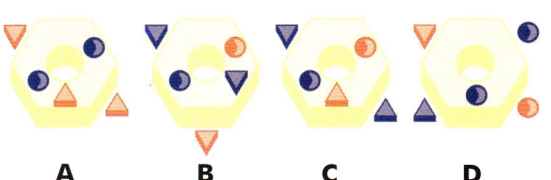

verhält sich zu ... wie ... zu

A **B** **C** **D**

ÜBUNG 2

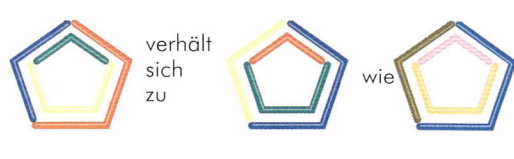

verhält sich zu ... wie ... zu

A **B** **C** **D**

ÜBUNG 3

Welches Stück fehlt?

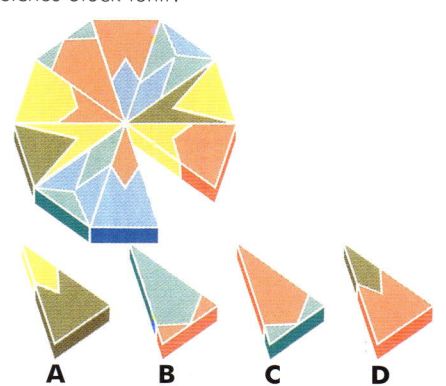

A **B** **C** **D**

ÜBUNG 4

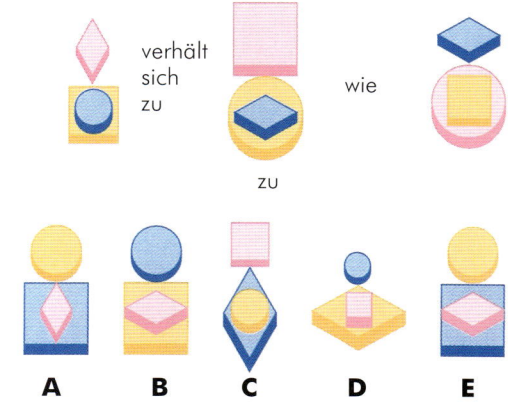

verhält sich zu ... wie ... zu

A **B** **C** **D** **E**

Die Lösungen finden Sie auf Seite 148 bis 159

Übungen für die rechte Hirnhälfte

ÜBUNG 5

Welcher Kuchen fehlt im Kreis?

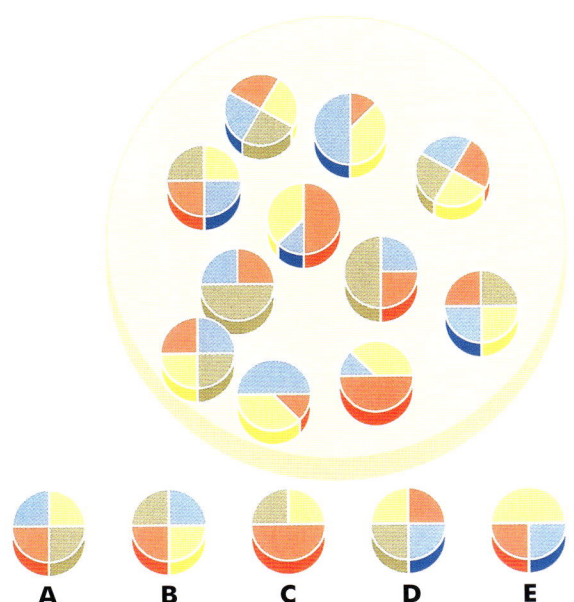

ÜBUNG 6

verhält sich zu ... wie ... zu

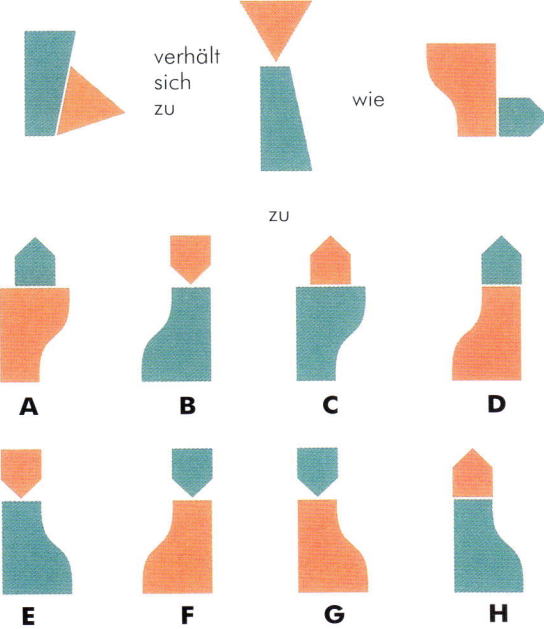

ÜBUNG 7

Welche Figur passt nicht zu den anderen?

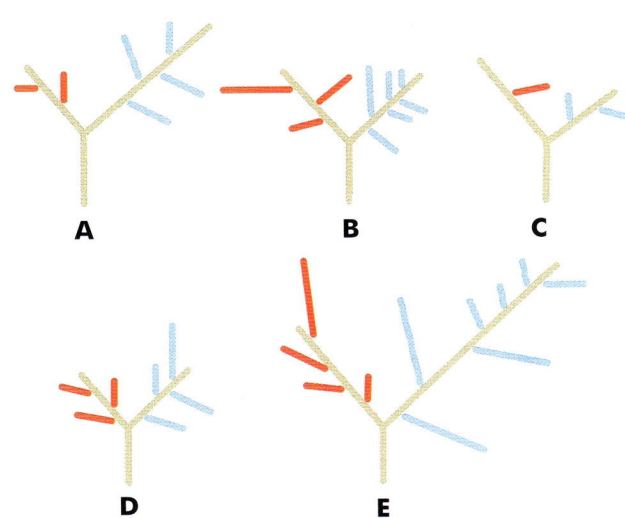

ÜBUNG 8

Welche Figur passt nicht zu den anderen?

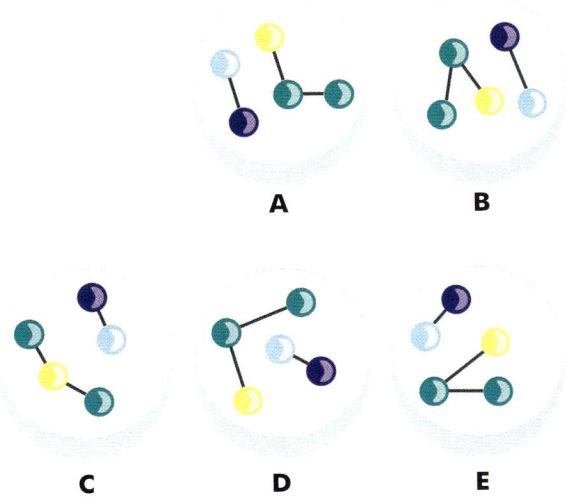

Übungen für die rechte Hirnhälfte

ÜBUNG 9

Welche Figur passt nicht zu den anderen?

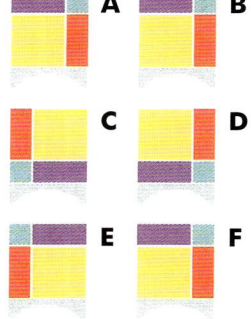

ÜBUNG 11

Welche Figur passt nicht zu den anderen?

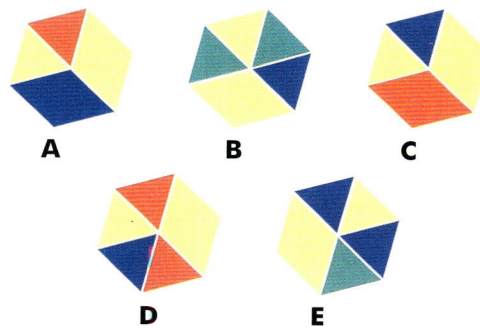

ÜBUNG 12

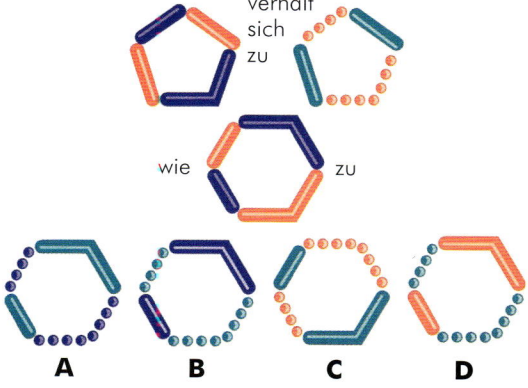

ÜBUNG 10

Welcher Kreis ersetzt das Fragezeichen?

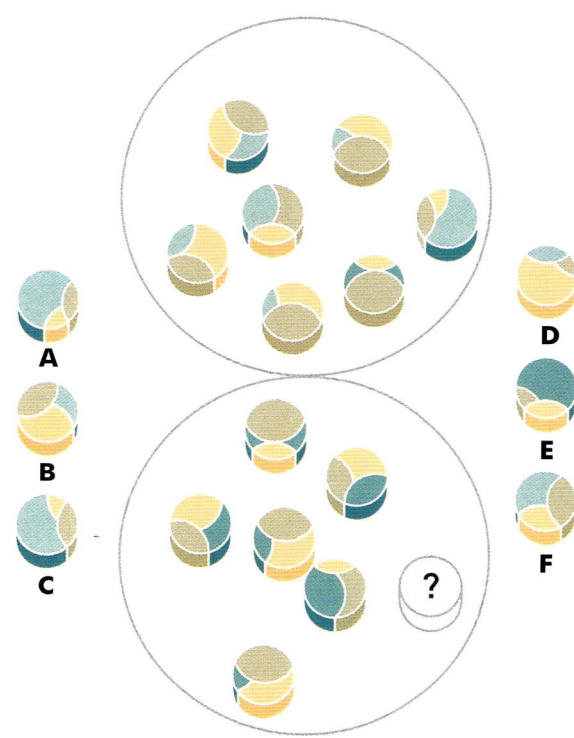

ÜBUNG 13

Welche Figur passt nicht zu den anderen?

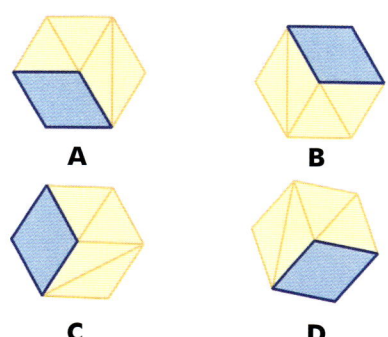

Die Lösungen finden Sie auf Seite 148 bis 159

Übungen für die rechte Hirnhälfte

ÜBUNG 14

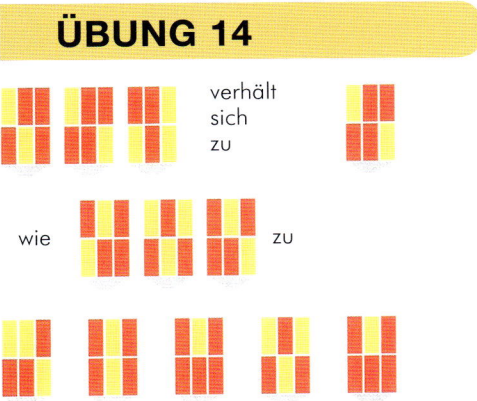

verhält sich zu

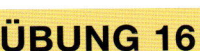

wie ... zu

A   B   C   D   E

ÜBUNG 15

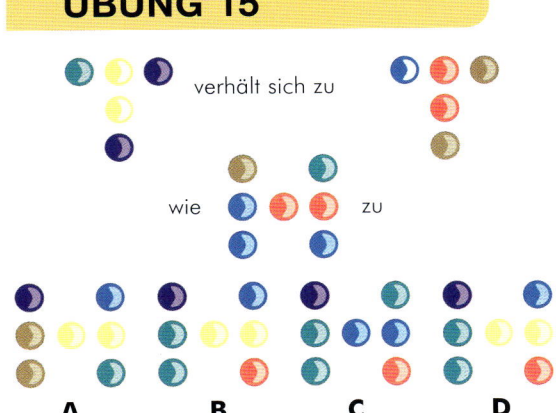

verhält sich zu

wie ... zu

A   B   C   D

ÜBUNG 16

Welche Figur passt nicht zu den anderen?

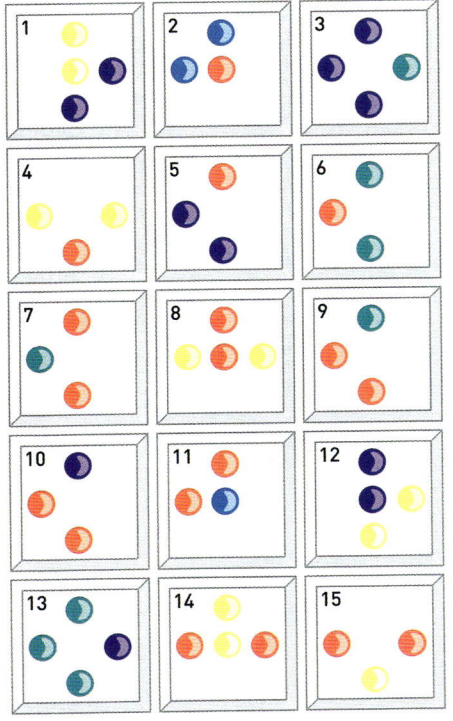

ÜBUNG 17

Welches Teil fehlt?

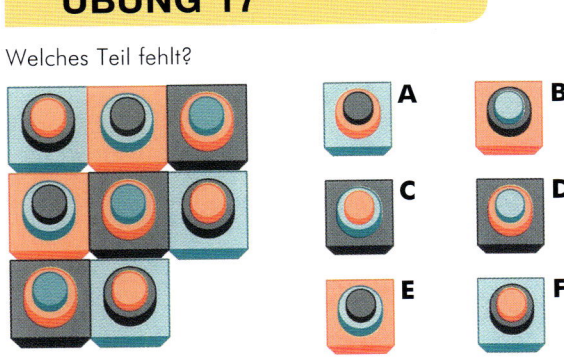

A   B   C   D   E   F

ÜBUNG 18

verhält sich zu

wie ... zu

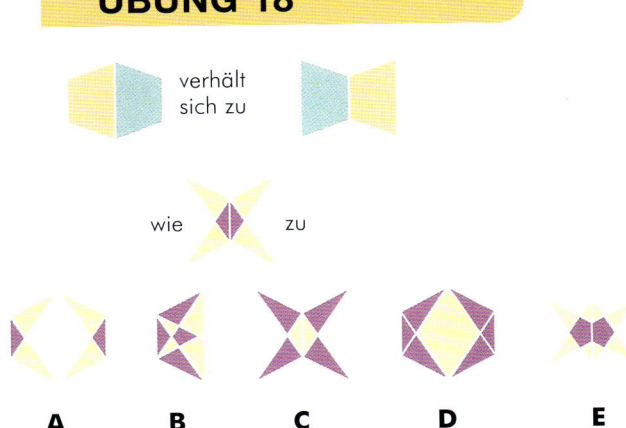

A   B   C   D   E

ÜBUNG 19

Welche Figur passt nicht zu den anderen?

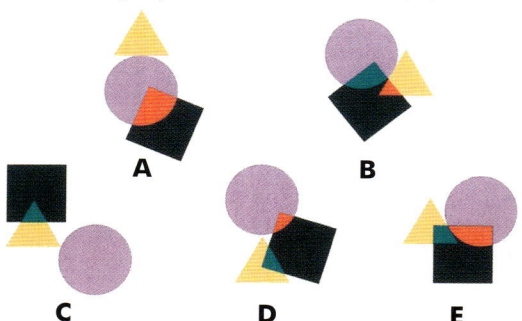

ÜBUNG 20

Welche Figur passt nicht zu den anderen?

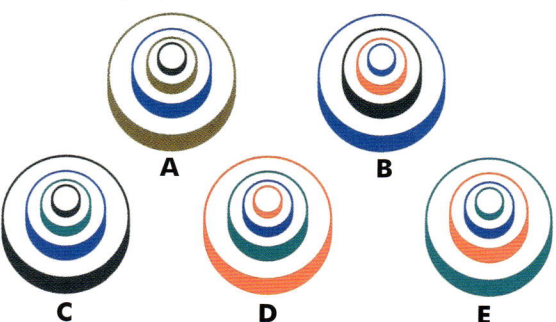

ÜBUNG 21

Welche Figur passt nicht zu den anderen?

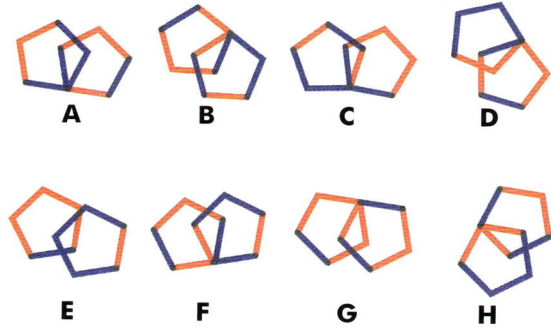

ÜBUNG 22

Diese Sequenz verlangt ein höheres Maß an lateralem und folgerichtigem Denken; sie wurde hier aufgenommen, um die rechte Hemisphäre zu schulen.

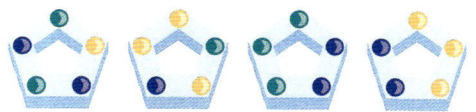

Was kommt als Nächstes?

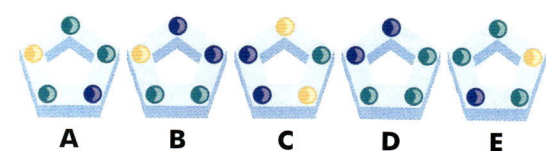

ÜBUNG 23

Welche Figur passt nicht zu den anderen?

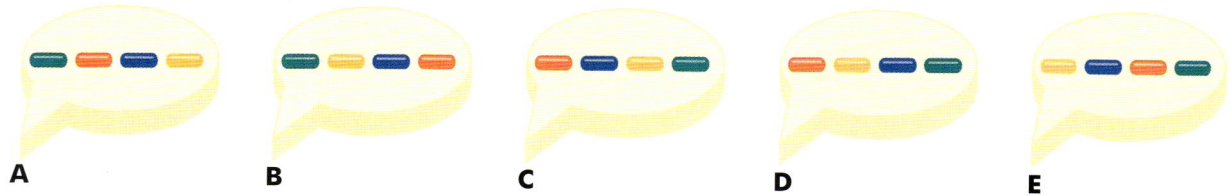

Übungen für die rechte Hirnhälfte

Beispiel

Ein guter Billardspieler braucht Talent, Ausdauer und Konzentration. Darüber hinaus sind Kreativität, ein gutes Gespür und ein hoch entwickeltes räumliches Vorstellungsvermögen unerlässlich.

Bei den folgenden Aufgaben müssen Sie den roten Ball mit dem schwarzen Ball einlochen. Mehrere blaue Bälle, die dem Gegner gehören, befinden sich ebenfalls auf dem Tisch, und Sie müssen herausfinden, wie Sie Ihren letzten roten Ball mit dem schwarzen so treffen können, dass dabei kein blauer Ball berührt wird. Von wie vielen Seiten muss der schwarze Ball mindestens abprallen, um die Aufgabe zu erfüllen?

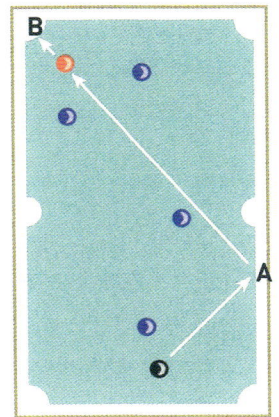

Zum Beispiel:

Wenn der schwarze Ball bei Punkt A abprallt, trifft er den roten Ball und locht ihn bei B ein.

ÜBUNG 1

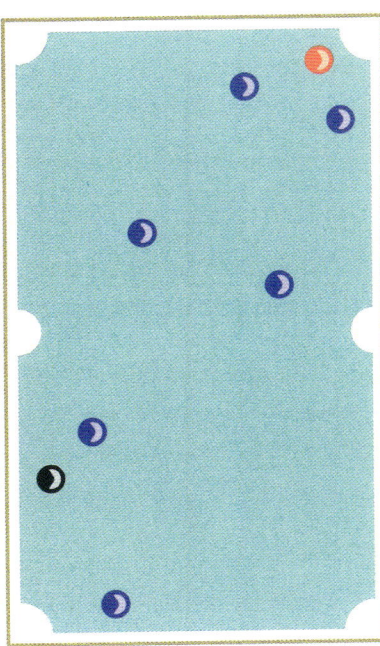

ÜBUNG 2

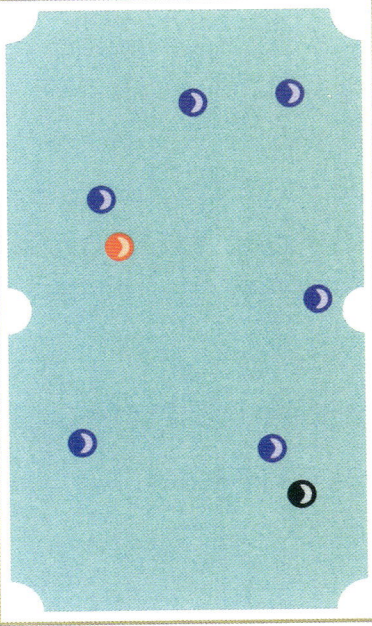

ÜBUNG 3

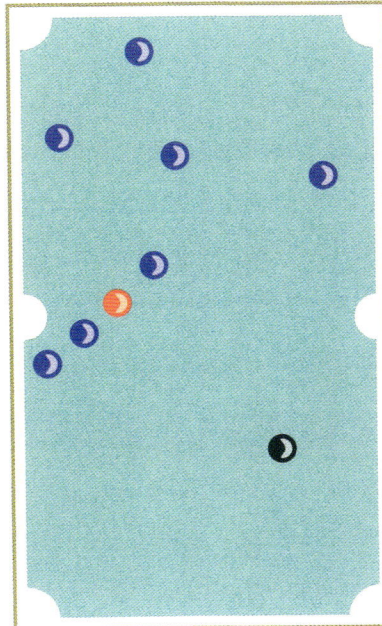

Übungen für die rechte Hirnhälfte

TANGRAMS

Tangrams bieten eine vorzügliche Methode, Kreativität, Fantasie und künstlerisches Talent zu schulen. Das Tangram ist wohl das älteste aller Puzzles. Man nimmt an, dass es vor 4000 Jahren in China entstand. Auf einem Holzschnitt von Utamoro aus dem Jahr 1780 wird es zum ersten Mal gezeigt. Das Bild zeigt zwei Kurtisanen, die Chi-Chiao (so lautet der chinesische Name für Tangram, übersetzt bedeutet dies die sieben Teile der Weisheit) spielen. Das Puzzle besteht aus sieben Teilen, die aus einem Quadrat geschnitten werden, wie die Abbildung unten zeigt. Die Aufgabe besteht darin, aus den sieben Teilen Tangram-Formen zusammenzusetzen.

 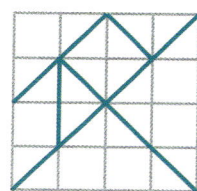

Es ist sehr einfach, selbst ein Tangram herzustellen. Schneiden Sie ein etwa 10 cm2 großes Quadrat aus einem Karton, und zeichnen Sie ein dünnes Gitter aus kleinen Quadraten (siehe oben) als Anhaltspunkt darauf. Dann zeichnen Sie die oben rechts grün markierten Linien ein und schneiden die Figuren entlang diesen Linien aus. Das Ergebnis sind diese sieben Tangramm-Teile:

Die sieben Teile sind die Basis aller Tangrams, und alle aus ihnen zusammengesetzten Formen müssen sämtliche Teile enthalten, die sich nicht überlappen dürfen.

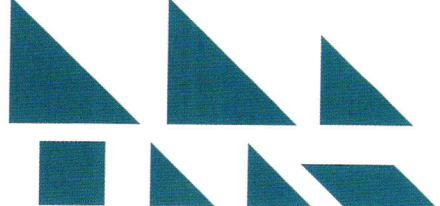

Lewis Carroll, der Autor von *Alice im Wunderland*, selbst ein hervorragender Rätselerfinder, war von Tangrams fasziniert und besaß das Buch The Fashionable Chinese Puzzle, das 323 Tangrams enthielt. Nach seinem Tod erstand H.E. Dudeney, ebenfalls ein Rätselfreund, das Werk. Er schuf das unten abgebildete Tangram »Der verrückte Hutmacher«, eine Figur aus Alice im Wunderland.

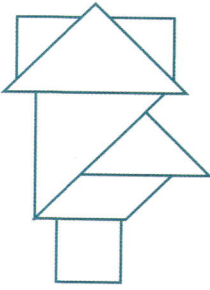

Darunter sehen Sie weitere Beispiele für Tangram-Figuren: eine Jacht, eine Katze und einen Indianer.

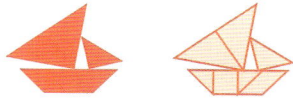

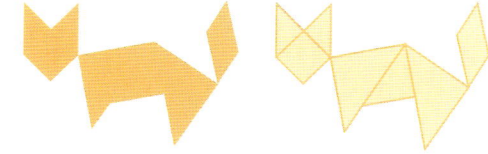

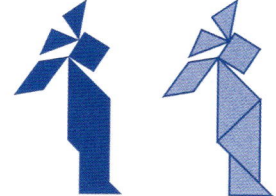

Alle sieben Teile wurden verwendet, und keines liegt über einem anderen.

H.E. Dudeney schuf auch das folgende klassische Tangram-Paradox, das »Die zwei Chinesen« genannt wird.

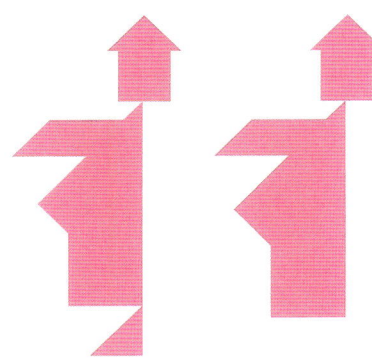

Die beiden Männer sind scheinbar identisch, abgesehen davon, dass dem rechten ein Fuß fehlt. Dennoch enthalten die zwei Figuren alle sieben identischen Teile! Wie ist das möglich?

Testen Sie Ihre Kreativität, und versuchen Sie, die Lösung zu finden.

Lösung:

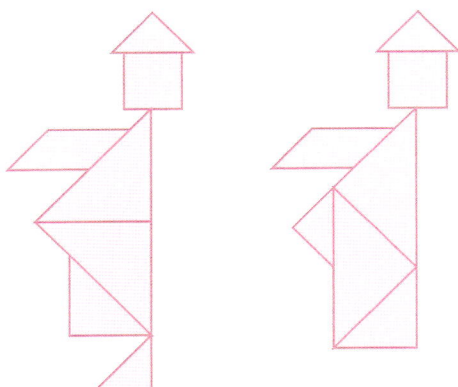

Unten sehen Sie neun weitere Figuren. Man kann jede von ihnen aus den sieben Tangram-Teilen zusammensetzen.

Haben Sie diese Rätsel gelöst? Dann denken Sie sich neue Figuren und geometrische Formen aus. Sie werden überrascht sein, wie viele verschiedene Formen und Figuren möglich sind.

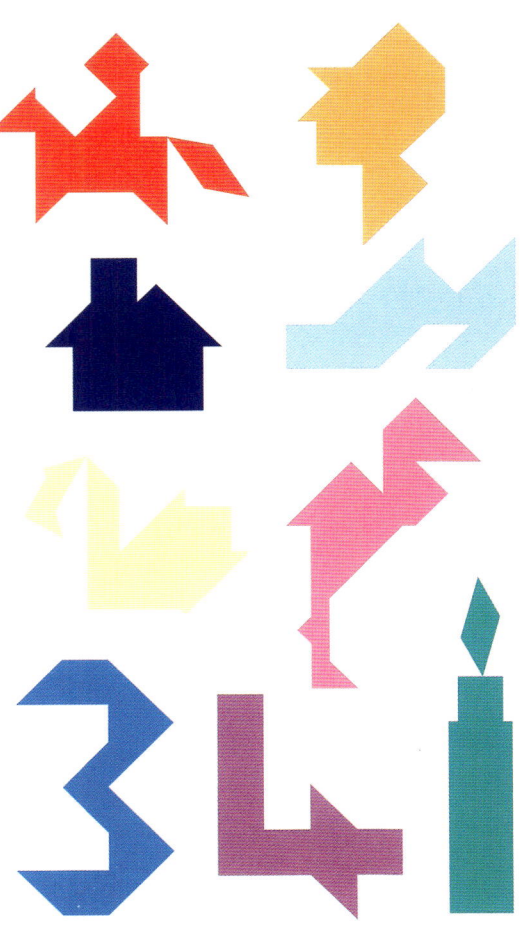

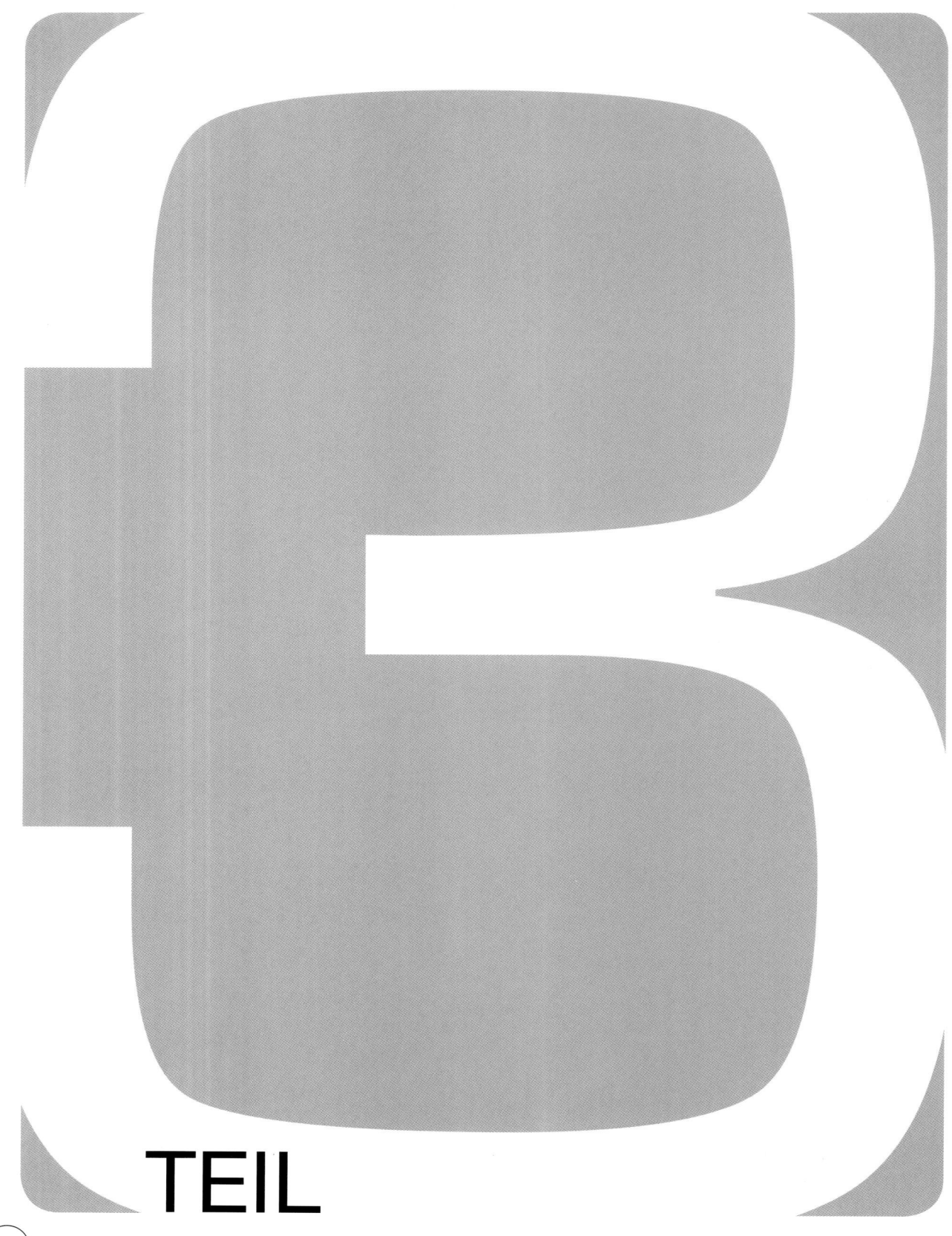

TEIL

Lösungen zu Teil eins

VISUELLER FORMENTEST
(Seite 42 bis 43)

· ·

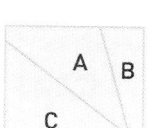

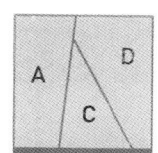

3.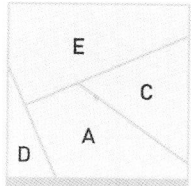

4.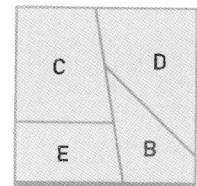

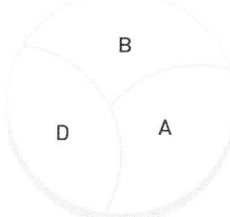

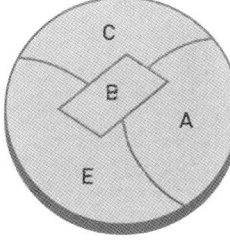

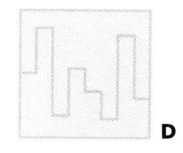

D

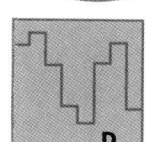

D

9.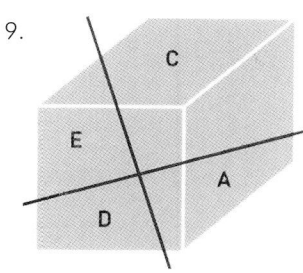

RÄUMLICHES VORSTELLUNGSVERMÖGEN
(Seite 44 bis 46)

· ·

1. **B** & **C**
2. **A** & **C**
3. **C** & **D**
4. **E**
5. **C**
6. **B**
7. **B**
8. **A** & **E**
9. **B** & **C**

VISUELLER SEQUENZTEST
(Seite 47 tot 48)

· ·

1. **E.** Zwei Sequenzen wechseln sich ab: rotes Dreieck mit blauem Punkt und blaues Dreieck mit rotem Punkt. In jeder Sequenz wandert der Punkt gegen den Uhrzeigersinn in eine andere Ecke.
2. **D.** Der rote Punkt wandert jedes Mal um 90 Grad gegen den Uhrzeigersinn weiter, der blaue Punkt wandert um 180 Grad weiter.
3. **B.** Jedes Mal wird ein neues Viertelsegment hinzugefügt; außerdem tauschen die beiden Farben in diesem Segment die Plätze.
4. **E.** Dies ist das Spiegelbild der zweiten Figur, so wie die dritte das Spiegelbild der ersten ist.
5. **A.** Jedes Mal wird an den Ecken der Quadrate ein neuer Punkt hinzugefügt. Jeder Punkt in der oberen linken Ecke hat eine neue Farbe. Die vorigen Punkte wandern um eine Ecke gegen den Uhrzeigersinn, um dem neuen Platz zu machen.
6. **F.** Die Punkte wiederholen sich in der Reihenfolge Grün/Gelb/Rot/Violett/Braun.
7. **C.** Die Gesamtzahl der Seiten in jedem Figurenpaar steigt jeweils um 2.
8. **B.** Jede Figur wandert von oben nach unten, jeweils um einen Platz. Dabei wird Rot zu Gelb.
9. **D.** Jeweils ein Arm wandert in jedem Stadium um 90 Grad im Uhrzeigersinn weiter.

ERGÄNZUNGSTEST
(Seite 49 bis 51)

• •

1. **D.** Jede waagrechte und senkrechte Reihe enthält zwei grüne Sterne, einen rosa Kreis und einen violetten Kreis.
2. **A.** Jede waagrechte und senkrechte Reihe enthält je eines der vier verschiedenen Quadrate.
3. **D.** Beginnen Sie in der oberen Reihe von links nach rechts, machen Sie in der zweiten Reihe von rechts nach links weiter, und fahren Sie nach diesem Muster fort bis zur linken unteren Ecke. Dabei wiederholt sich immer die Sequenz orange, blau, grün.
4. **B.** Betrachten Sie die (waagrechten) Reihen und die (senkrechten) Spalten: Den beiden ersten Figuren wird jeweils ein Strich hinzugefügt.
5. **D.** Jede waagrechte Reihe enthält ein Symbol in jeder der vier Positionen.
6. **C.** Jede Reihe wird sowohl horizontal wie nach unten wiederholt, z.B. ist Reihe eins horizontal gleich wie Spalte eins nach unten gehend usw.
7. **D.** Jede waagrechte Reihe enthält ein Quadrat, das seinerseits alle Symbole aus den anderen drei Quadraten enthält.
8. **C.** Jede waagrechte und senkrechte Reihe enthält je eines der vier verschiedenen Quadrate.
9. **C.** Jede waagrechte und senkrechte Reihe enthält drei rosa und drei violette Kreise.
10. **B.** Aufeinanderfolgende Farbquadrate befinden sich jeweils im gegenüberliegenden Viertel.

ZAHLENTEST (Seite 52)

• •

a. **127.** Zählen Sie die Summe der Ziffern der vorigen Zahl dazu.
b. **10.** Zwei Zahlenfolgen wechseln sich ab: 1, 4, 7, 10 und 2, 3, 4.
c. **212.** Es sind die ungeraden Zahlen 1, 3, 5 usw., geteilt in Dreiergruppen.
d. **13.** Zählen Sie nacheinander 1, 2, 3 dazu, und wiederholen Sie die Abfolge.
e. **80.** Subtrahieren Sie 1, 21/2, 4, 51/2 und so weiter, jeweils 11/2 mehr.
f. **33,75.** Zwei Zahlenfolgen wechseln sich ab: In der ersten addieren Sie 1,5, in der zweiten multiplizieren Sie mit 1,5.
g. **63.** Multiplizieren Sie die Zahl jedes Mal mit 2, und addieren Sie 1.
h. **32.** Addieren Sie die zwei vorherigen Zahlen, um die Dritte zu erhalten.
i. **–1.** Sie addieren 1, subtrahieren 2 usw.
j. **77.** Zwei Zahlenfolgen wechseln sich ab: Bei der ersten addieren Sie 6, bei der zweiten subtrahieren Sie 6.
k. **6,5.** Sie teilen durch 3, addieren 3, multiplizieren mit 3, subtrahieren dann das Ganze.
l. **14,641.** Multiplizieren Sie jedes Mal mit 1,1.
m. **0.** Sie subtrahieren 9, addieren 1, subtrahieren 8, addieren 2, subtrahieren 7 und addieren 3.
n. **1,4.** Sie teilen durch 5, addieren 5 usw.
o. **51.** Sie multiplizieren mit 3, addieren 2 und wiederholen.
p. **62,5.** Sie teilen durch 2, was Sie jeweils abgezogen haben: 20; 10; 5; 2,5.
q. **71.** Sie zählen jeweils Quadratzahlen dazu: 1, 4, 9, 16, 15.
r. **108.** Sie addieren jeweils die letzte Ziffer der vorigen Zahl.
s. 187,5. Multiplizieren Sie jedes Mal mit 2,5.

SCHNELLIGKEITSTEST 2
(Seite 53)

• •

1. 2783

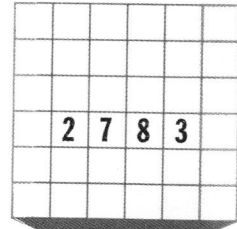 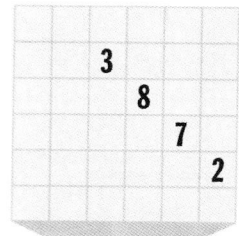

2. 6

3. 100 (20 x 5)

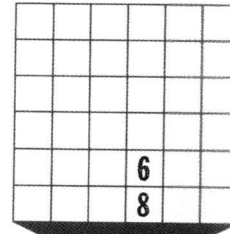

4. HOPE

5. Sie beginnen in der unteren linken Ecke, wandern die erste Säule hinauf und dann in der zweiten Säule wieder nach unten. Dabei wiederholen sich die Zahlen 3682974. Die 6 und die 8 müssen vertauscht werden (siehe Abbildung links).

TEST DER GEISTIGEN AGILITÄT
(Seite 54)

• •

a. 359642
b. 179864
c. 598642
d. 1579842
e. 1379642

Lösungen zu Teil eins

SPRACHTEST
(Seite 55)

1. Irrational, weise
2. Klischee, Vorurteil
3. Unglaubhaft
4. Tranquilizer, Sedativ
5. Einfach
6. Freund
7. Fehlerhaft, makellos
8. Unrein
9. Elan, Eifer
10. Pragmatisch
11. Bestätigen
12. Gespannt, ungeduldig
13. Dulden, tadeln
14. Viskös
15. Gellend, wohlklingend
16. Fair
17. Pikiert
18. Bösartig
19. Rosig, fahl

WORTDEFINITIONSTEST
(Seite 56)

1. **c.** Sinngedicht
2. **b.** Flüchtig
3. **a.** Zweifel
4. **b.** Flott
5. **a.** Einwirken von Schadstoffen
6. **a.** Mutmaßlich
7. **b.** Unter der Haut
8. **b.** Widerspenstig
9. **d.** Krampf
10. **a.** Fuge
11. **d.** Große Zehe
12. **b.** Ankündigen
13. **a.** Eingebildeter Kranker
14. **d.** Gebirgskette
15. **d.** Ausbürgern
16. **c.** Leuchtend
17. **a.** Unklar
18. **d.** Zähflüssig
19. **b.** Herausfordernd

TEST DER GEISTIGEN AGILITÄT
(Seite 57)

1. XVTRKB
2. YWUSQJGC
3. ZWTMKHEC
4. VRPNLFDA
5. XVSOKJHB

SPRACHANALOGIE-TEST
(Seite 58)

1. Kugel
2. See
3. Presse
4. Grün
5. Dachrinne
6. Schale
7. Schmuck
8. Sonne
9. Sonnenuhr
10. Drechsler
11. Paläo
12. Husar
13. Weltmännisch
14. Sperlingsvögel
15. Paroxysmus
16. Affektiertheit
17. Gral
18. Kraft
19. Vorantreiben

VISUELLER ANALOGIETEST
(Seite 59 bis 61)

1. **B.** Die Farbe unten kommt in die Mitte, die Farbe in der Mitte kommt nach oben, die Farbe oben kommt nach unten.
2. **A.** Die gekrümmten roten Linien werden zu violetten Geraden und umgekehrt.
3. **D.** Die Farbe unmittelbar rechts kommt an die Spitze der Pyramide, die übrigen zwei Farben bilden die Basis der Pyramiden, tauschen aber die Plätze.
4. **A.** Die Zahl der Dreiecke sinkt von zwei auf eins, und die Zahl der Quadrate steigt von eins auf zwei. Das Dreieck wandert dann zwischen zwei Quadrate, die sich über und unter ihm befinden.
5. **D.** Die Figur mit den geraden Seiten dreht sich um 90 Grad im Uhrzeigersinn, und die Farben in den beiden Figuren tauschen die Plätze.
6. **E.** Die farbigen Teile tauschen die Plätze entsprechend ihrer ursprünglichen Position, wie in der ersten Analogie.
7. **D.** Die vier Figuren, die sich ursprünglich in der Mitte befinden, bilden eine große Figur. Die große Figur wird zu vier kleinen Figuren und wandert in die neue große Figur.
8. **C.** Die zwei oberen Linien wandern nach unten, die unteren nach oben. Die Linie, die zunächst unten war, liegt nun auf den beiden Linien, die ursprünglich oben waren.
9. **E.** Die gelben Kreise werden zu grünen Dreiecken und umgekehrt.

③ **Lösungen zu Teil eins**

VISUELLE ZUORDNUNGSTESTS
(Seite 62 und 63)

• •

1. **E.** Der Punkt erscheint im Quadrat und in den zwei Kreisen.
2. **B.** Dreieck im Kreis, Kreis im Dreieck und schwarzer Punkt im Quadrat.
3. **A.** Ein Punkt erscheint in zwei Kreisen, und der andere erscheint in einem Kreis und einem Dreieck.
4. **A.** Ein Kreis erscheint im größten Segment, ein schwarzer Punkt im kleinsten Segment.
5. **C.** Ein Punkt erscheint in einem Quadrat, das einen Kreis schneidet, der andere Punkt erscheint in einem Dreieck und einem Quadrat.
6. **D.** Ein Punkt erscheint in einem Dreieck, der andere in einer fünfseitigen Figur.
7. **E.** Ein Punkt erscheint in drei Kreisen, der andere in einem Kreis und im Dreieck.
8. **C.** Die Abfolge der Kreise ist Schwarz/Weiß/ Schwarz/ Weiß/Weiß
9. **D.** Die Figur ist senkrecht und waagrecht symmetrisch; d. h., die obere Hälfte spiegelt die untere wider, und die rechte Seite spiegelt die linke wider.

VISUELLER KREATIVITÄTSTEST
(Seite 64 und 65)

• •

1.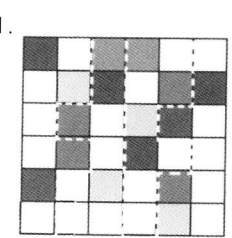
2.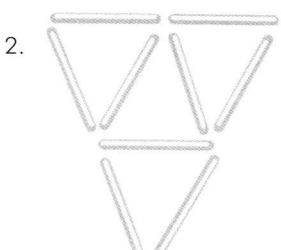
3.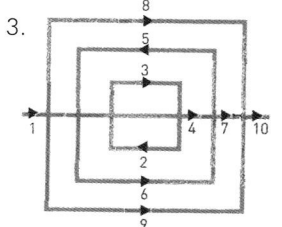
4.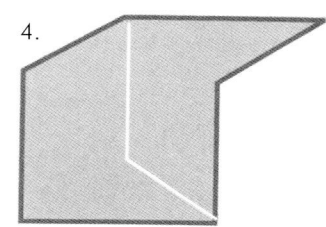

5. Kreis 3
6. Jede Farbe erscheint achtmal. Da die gleichen Farben nie aneinandergrenzen, muss jeder der acht Würfel auf seinen Außenseiten jede der drei Farben einmal enthalten.
7. Gelb
8.

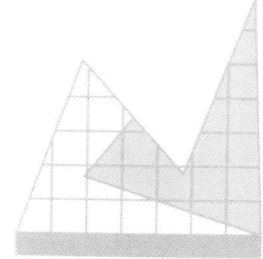

9. **E.** Alle anderen sind in vier gleiche Segmente unterteilt.

Lösungen zu Teil eins

KLEINE RÄTSELTESTS
(Seite 66 und 67)

. . . .

1. **32.** Jede Zahl steht für ihre Position im Zahlengitter. Die 32 steht in Reihe 3, Spalte 2.

2. **3145.**

A	B	C	D		C	A	D	B
1	**5**	**3**	**4**		**3**	**1**	**4**	**5**

3. Bei keinem Wort wird ein Buchstabe wiederholt.

4. Die Insel wird regelmäßig von Schiffen angefahren.

5. **11.** Jedes Dreieck aus drei Blöcken A, B, C ergibt zusammen 21.

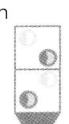

6 Veracruz. Jeder Ort beginnt mit den mittleren beiden Buchstaben des zuvor besuchten Ortes.

7. **8.** 3 + 5 = 8. Die Zahlen in den blauen Teilen der linken und rechten Figur ergeben zusammen 8.

8. **6.** Jeder Ring enthält die Zahlen 0 bis 9 nur einmal.

9. Beginnen Sie im oberen linken Feld, und arbeiten Sie sich im Uhrzeigersinn am Rand entlang weiter. Gehen Sie dann spiralig nach innen zum Zentrum. Die Symbole in den ersten vier Feldern wiederholen sich ständig.

10. **6492875.** Die letzten vier Ziffern der vorigen Zahl, gefolgt von den ersten drei.

11. **27,6.** Zählen Sie die Ziffern der vorigen Zahl hinzu, jedoch mit Komma vor der letzten Stelle.

12. **E.** Es handelt sich um die ersten Buchstaben im Alphabet, die man mit 1, 2, 3 und 4 Linien schreiben kann.

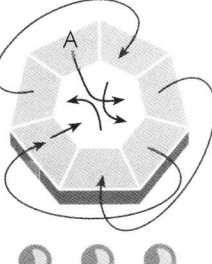

13. **Y.** Beginnen Sie bei A, und folgen Sie der rechts markierten Route. Dabei lassen Sie jeweils einen Buchstaben aus.

14. Es handelt sich um die Zahlen 7, 6, 5, 4, digital geschrieben und auf der Seite liegend.

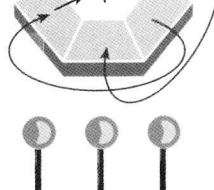

SCHNELLIGKEITSTEST 1
(Seite 68 bis 69)

. . . .

ZAHLEN	SPRACHE	LOGIK
1. Richtig	1. Richtig	1. Falsch
2. Falsch	2. Richtig	2. Richtig
3. Richtig	3. Falsch	3. Falsch
4. Falsch	4. Richtig	4. Richtig
5. Falsch	5. Richtig	5. Richtig
6. Falsch	6. Richtig	6. Richtig
7. Richtig		7. Richtig
8. Falsch		8. Richtig
9. Richtig		9. Falsch

RÄUMLICHES VORSTELLUNGS-VERMÖGEN

1. Falsch

2. Richtig

3. Richtig

4. Richtig

5. Richtig

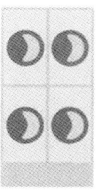
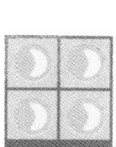
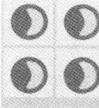
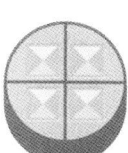

LATERALE ZAHLENRÄTSEL
(Seite 73 bis 76)

• •

1. **12.** Sie finden die Zahl, wenn Sie alle Zahlen streichen, die in den aneinandergrenzenden Dreiecken zweimal auftreten, und die verbleibenden Zahlen addieren.

2. **78.** Gegenüberliegende Kreise, die durch eine Linie verbunden sind, enthalten aufeinander folgende Zahlen, z. B. 3456. Durch zwei Linien verbundene Kreise enthalten Zahlenreihen wie 2468.

3. **14.** Die Zahl im ersten kleinen Kreis ist die Summe der ersten Ziffern der Zahlen im großen Kreis in einer Reihe. Die Zahl im zweiten Kreis ist die Summe der zweiten Ziffern.

4. **2.** Die Zahlen im gleichen Feld jedes Zahlengitters ergeben zusammen 10.

5. **19.** Betrachten Sie die kleinen Ovale im Uhrzeigersinn: Die ungeraden Zahlen erscheinen in der Folge 79135791. Betrachten Sie die großen Ovale im Uhrzeigersinn: Die geraden Zahlen bilden die Folge 208642.

6. **138.** Jede Zahl wird von den zwei Zahlen unter ihr bestimmt. In Reihe 2 und 4 ist sie die Summe der zwei unteren Zahlen plus 1, in Reihe 3 und 5 die Summe minus 1.

7. **1** in beiden Fällen. Wenn die gleichen Figuren aneinandergrenzen, verdoppelt sich die Zahl, falls die Figur größer wird; sie halbiert sich, falls die Figur kleiner wird; und sie bleibt gleich, falls die Figur gleich groß bleibt. Wenn verschiedene Figuren aufeinandertreffen, vergrößert sich die Zahl um 1, falls die Figur neben ihr mehr Seiten hat; und sie verringert sich um 1, falls diese Figur weniger Seiten hat.

8. **18.** Sie erhalten die Zahl 1924, wenn Sie die anderen 4 Ziffern so schreiben: 12, 32, 4:2, 8:2. Die gesuchte Zahl besteht damit aus der ersten und letzten Ziffer, also 18.

9. **9.** Jede Zahl ist die Summe der Seiten der benachbarten zwei Figuren.

10. **4.** Die Zahlen 36942 wiederholen sich.

11. **9.** Gegenüberliegende Zahlen sind die Summe der Ziffern der mit ihnen verbundenen Zahl. Lesen Sie die obere Reihe von links und die untere von rechts: 7 + 0 = 7, 4 + 6 = 10, 9 + 8 = 17 usw. (Siehe Zeichnung nächste Spalte rechts außen)

12. **5.** Die Zahl in der Mitte ist die Summe der Zahlen auf beiden Seiten. Wenn eine Reihe vier Zahlen enthält, ist die von den mittleren beiden Quadraten gebildete Ziffer die Summe der Zahlen in den beiden äußeren Feldern.

13. **1.** Die vier Würfel sind die sichtbaren Seiten eines Würfels, der nach Süden, Westen, Norden und Osten gerollt wird.

14. **7.** Die Summen in jeder Säule nehmen in jeder Reihe wie folgt ab: 22, 20, 18, 16, 14.

15. **5.** Betrachten Sie die Figuren im Uhrzeigersinn. Die Regel lautet: Sechseck mit Kreis: 4 addieren, Fünfeck mit Raute: 5 subtrahieren, Fünfeck mit Kreis: 4 subtrahieren, Sechseck mit Raute: 6 addieren.

16. **82.** Die Zahlen in den entsprechenden Ecken des unteren und der beiden oberen Quadrate ergänzen sich immer zu 100. Also 18 + ? = 100 d.h. ? = 18

17. **1410.** Schauen Sie von Nordwest nach Südost, addieren Sie die ungeraden Ziffern der beiden äußeren Kreise, und Sie haben den ersten Teil der Zahl in der Mitte. Schauen Sie dann von Nordost nach Südwest, addieren Sie die geraden Ziffern, und Sie haben den zweiten Teil der gesuchten Zahl.

18. **15.** Jede Zahl in den Fünfecken ist die Summe von zwei Ziffern im Sechseck. Es gibt 15 mögliche Paare mit den sechs Zahlen.

19. **0.** Betrachten Sie die Diagonalen von unten nach oben, beginnend mit der 4. Die Zahlen entstehen so: 4 x 4 = 16, 16 x 8 = 128, 128 x 16 = 2048, 2048 x 32 = 65536.

20. **2.** In der unteren und oberen Reihe ergibt die Summe der Zahlen in aufrechten

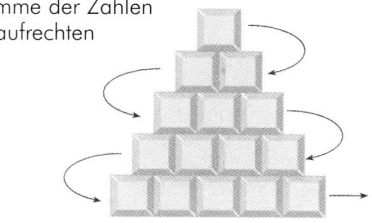

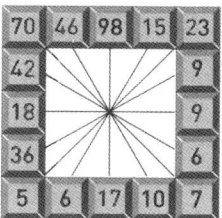

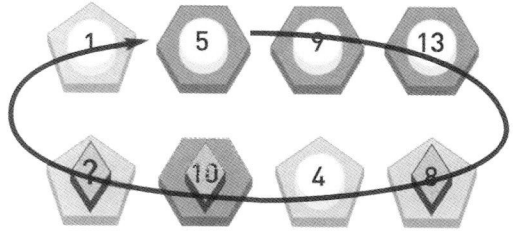

Lösungen zu Teil zwei

BUCHSTABEN- UND ZAHLENRÄTSEL
(Seite 77 und 78)

1. **Pause.** Jedem Wort kann man der Reihe nach die Regenbogenfarben als Vorsilbe geben: Rotkäppchen, Orangensaft, Gelbsucht, Grünanlage, Blaupause.

2. **E.** Jeder Buchstabe hat einen Zahlwert, der seinem Platz im Alphabet entspricht. In jeder waagrechten und senkrechten Reihe ergibt die Summe 27.

3. Alle enthalten zwei aufeinander folgende Doppelbuchstaben.

4. **K.** Beginnen Sie bei Z, und arbeiten Sie sich wie folgt rückwärts durchs Alphabet: ZY(x)W(vu)T(srq)P(onml)K(jihgf)E. Sie gehen also im Uhrzeigersinn vor und überspringen jedes Mal zwei Segmente.

5. **CGK.** Jedes Oval beginnt mit aufeinander folgenden Buchstaben des Alphabets ABCE. Jedes Oval überspringt abwechselnd einen, zwei, drei, vier Buchstaben. Also: CdefGhijK.

6. **X.** Nehmen Sie abwechselnd einen Buchstaben von jedem Würfel, um die englischen Worte ONE, TWO, SIX zu bilden.

7. **lap und outplayed.** Alle anderen Wörter mit drei Buchstaben erscheinen, rückwärts geschrieben, in der Mitte der Neun-Buchstaben-Wörter: arrogance/ago, fantastic/sat, sentenced/net, elaborate/rob.

8. **N.** Sie beginnen mit A, das aus drei Linien besteht, und nehmen dann den nächsten Buchstaben im Alphabet, der mit vier Linien geschrieben wird, und danach wieder den nächsten, der 3 Linien hat.

9. **Q.** Jede Gruppe besteht aus einer Reihe von aufeinander folgenden Buchstaben des Alphabets; OpQrStU.

KREATIVE LÖSUNGEN
(Seite 79)

Es sollte möglich sein, die Kerze mit den Reißnägeln an der Tür zu befestigen oder etwas Wachs zu schmelzen und die Kerze anzukleben. Die bei weitem beste Methode besteht jedoch darin, die Schachtel auszuleeren und mit Reißnägeln an der Tür zu befestigen. Dann können Sie die Kerze in der Schachtel festkleben und anzünden. Dabei tropft kein Wachs auf den Boden, die Kerze fällt nicht aus der Schachtel, und Sie können sie so anbringen, dass das Licht in die gewünschte Richtung fällt.

KREATIVE ZAHLENRÄTSEL
(Seite 80)

1. **21322314.** Die erste Zahl (1) ist vorgegeben. Jede zweite Zahl geht von der vorhergehenden aus und gibt an, wie viele Einsen, Zweien, Dreien und Vieren diese hat, und zwar in der Weise, dass 21 32, 23, 14 bedeutet: 2 Einsen, 3 Zweien, 2 Dreien, 1 Vier. Dies charakterisiert gerade die letzt gegebene Zahl und ist also die Lösung.

2. **49.** Die Zahlen bezeichnen die Positionen jedes Buchstabens e in der Frage.

3. Sie müssen nur zwei Gläser umstellen. Sie nehmen Glas 4 und gießen den Inhalt in Glas 9, nehmen Glas 2 und gießen den Inhalt in Glas 7.

KREATIVITÄT: DIE SCHLAUEN ESEL
(Seite 81)

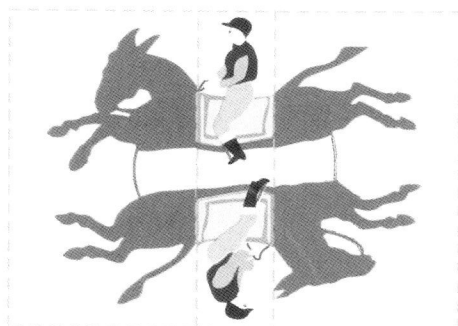

KREATIVES PFÜTZENRÄTSEL
(Seite 83)

Legen Sie die Pflöcke in gleichen Abständen über die Pfütze. Messen Sie an jedem Pflock die Länge der Pfütze von oben bis unten, wie die Pfeile es zeigen, und addieren Sie die Ergebnisse. Teilen Sie die Zahl durch die Anzahl der Pflöcke, 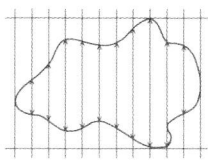 die auf der Pfütze liegen, und multiplizieren Sie dann dieses Ergebnis durch die Breite der Pfütze. Das Ergebnis ergibt die Fläche.

MATHEMATISCHES DENKEN:
ZUSAMMENHÄNGE (Seite 85 bis 87)

1.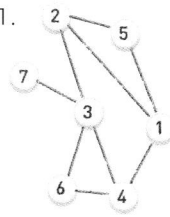

2.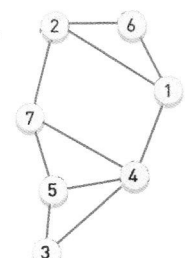

3.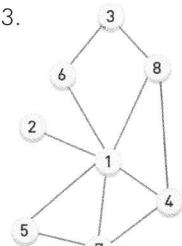

4.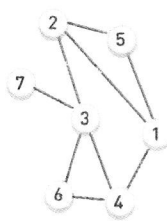

5.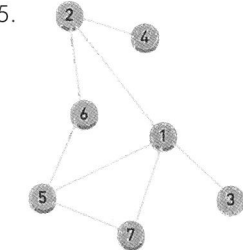

6.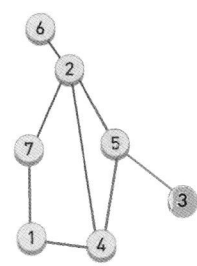

7.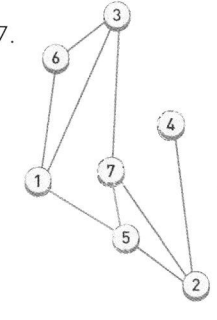

8.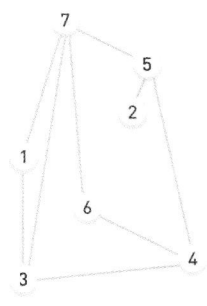

9.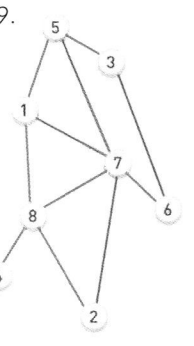

10.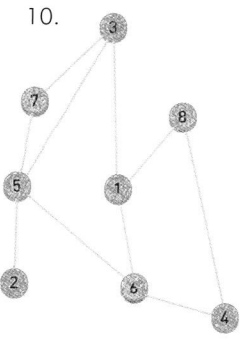

11.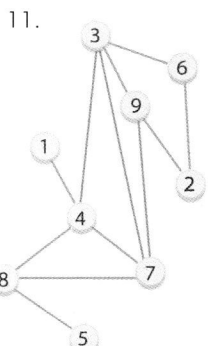

12.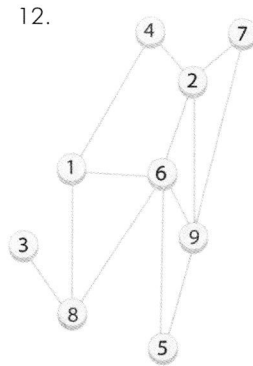

MATHEMATISCHES DENKEN
(Seite 88 und 89)

1. **3 Minuten vor.**
   Nach | **Vor**
   Meine Uhr 15 Min. | Tischuhr 25 Min.
   Standuhr 5 Min. | Kirchenuhr 30 Min.
   Ihre Uhr 20 Min.
   Differenz: 15 Min vor. 15 : 5 = 3
2. 18 Euro
3. **2 Stunden.** 40 km/h für 80 km = 2 Stunden; 60 km/h für 2 Stunden = 120 km.
4. **30 km/h.** 210 : 30 = 7, 210 : 35 = 6.
5. **6 Min.** 5 x 4 x 3 x 2 x 1 = 180, 180 x 2 = 360 Sek. oder 6 Min.
6. **Ihm bleiben 2,40 Euro.** ⅗ von 420 = 252, bleiben 168 (420 – 252). 0,45 x 168 = 75,6, bleiben 92,4 (168 – 75,6). 92,4 – 90 = 2,40.
7. 24 Min vor 12 Uhr, also 11.36 Uhr. 11.36 Uhr – 84 Min. = 10.12 Uhr, also 72 Min. (3 x 24) nach 9 Uhr.

Lösungen zu Teil zwei

8. **Tom 21 000, Jim 42 000, Harry 77 000 Euro**

15 000	Tom	15%	21 000
30 000	Jim	30%	42 000
55 000	Harry	55%	77 000
100 000	Summe	100%	140 000

9. **Gabi 175, Linda 140, Gina 112**
10. **Dreimal so alt.**

	Vater	Sohn
x 2	32	16
x 5	20	4
x 4	24	8

11. 24
12. **An Hans 7,50 Euro, an Fritz 2,50 Euro**
    Jeder sollte nach der Verteilung 4 Laibe haben. Hans hat 7 Laibe, also gibt er Karl 3 Laibe. Fritz hat 5 Laibe, also gibt er Karl 1 Laib. Hans bekommt also 3 Mal so viel Geld von Karl wie Fritz.
13. A: 126 Euro (42% von 300 Euro)
    B: 111 Euro (37% von 300 Euro)
    C: 63 Euro (21% von 300 Euro)
14. $6 \times 5 \times 4 \times 3 \times 2 \times 1 = $ **720.**
15. Mann 1 : 80 = 0,0125
    Frau 1 : 200 = 0,0050
    0,175 = 1 : 0,175 = **57,14 Tage**
16. $(9 \times 8 \times 7 \times 6 \times 5) : (1 \times 2 \times 3 \times 4 \times 5) = $ **126**
17. **188 Euro**

C: 50 Euro	= 50
B: 50 Euro + 20%	= 60
G: 50% x 110 Euro (B + C)	= 55
F: 20% x 115 Euro (B + G)	= 23
	188 Euro

18. **1,8 Stunden**
    A: 4 Stunden = 1 : 4 = 0,25
    B: 5 Stunden = 1 : 5 = 0,20
    C: 10 Stunden = 1 = 0,10
    Summe: 0,55 = 1 : 0,55 = **1,8 Stunden**
19. **Barbara ist 37 Jahre alt.**
    37 x 2 = 74; 74 − 1 = 73, umgekehrt 37.
20. **Die Chancen stehen 10 zu 216.** Es gibt 10 Möglichkeiten, mit 3 Würfen 15 zu erzielen. Die Wahrscheinlichkeit, eine bestimmte Zahl mit einem Wurf zu erzielen, ist 1 : 6, und die Wahrscheinlichkeit, sie dreimal hintereinander zu erzielen ist
    1 : 6 x 1 : 6 x 1 : 6 = 1 : 216. Bei zehn Möglichkeiten ist die Wahrscheinlichkeit zehnmal größer.
21. $4/52 \times 3/51 \times 2/50 \times 1/49 = $ **1/270725**
22. 49 zu 50.
23. Eine Möglichkeit ist 123 − 4 − 5 − 6 − 7 + 8 − 9 = 100
24. $50 \times 101 = $ **5050**
25. **184 926.** Da 37 ein Drittel von 111 ist, hat jeder Fisch das Äquivalent von 37 Flecken.
26. 64 : 48 = 27
27. Bernd 180 Euro, Armin 140 Euro
28. $(7 − 5)2 + 96 + 8 − 4 − 3 − 1 = 100$

29. A: 4 zu 7, B: 2 zu 7, C: 1 zu 7
30. Jedem Buchstaben des Alphabets ist eine Zahl zugeordnet: W = 8, E = 1 usw.
    81729
    678912
    217669
    978310

MAGISCHE QUADRATE
(Seite 90 bis 92)

1.

16	3	2	13
5	10	11	8
9	6	7	12
4	15	14	7

2.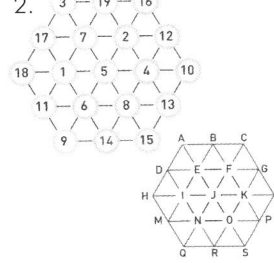

3.

14	3	11	13	24
19	23	7	10	6
20	15	1	17	12
4	22	25	9	5
8	2	21	16	18

25	10	3	6	21
22	12	19	8	4
11	9	13	17	15
2	18	7	14	24
5	16	23	20	1

4.

17	5	10	20	13
16	23	14	8	4
11	7	1	25	21
2	24	18	9	12
19	6	22	3	15

5.

6	7	19	18	25	36
32	11	14	20	29	5
33	28	16	22	9	3
4	27	15	21	10	34
35	8	23	17	26	2
1	30	24	13	12	31

6	7	19	18	25	36
32	11	14	20	29	5
33	28	16	22	9	3
4	27	15	21	10	34
35	8	23	17	26	2
1	30	24	13	12	31

6.

24	19	26	6	1	35
25	23	21	7	32	3
20	27	22	2	9	31
15	10	17	33	28	8
16	14	12	34	5	30
11	18	13	29	36	4

7.

15	2	9	18	21
8	16	25	12	4
22	14	3	6	20
1	10	17	24	13
19	23	11	5	7

Lösungen zu Teil zwei

MATHEMATISCHES DENKEN
(Seite 93 und 94)

. . . .

1.

8	x	2	–	9	=	7
+		x		+		–
8	–	6	x	2	=	4
÷						x
4	+	8	÷	6	=	2
=		=		=		
4	+	4	+	5	=	6

2.

5	x	4	÷	5	=	=
+				+		+
7	–	6	+	3	=	4
÷				x		–
6	+	8	÷	2	=	7
=		=		=		=
2	+	2	+	4	=	1

3.

3	x	2	–	5	=	1
÷		x		+		x
1	+	4	–	2	=	3
+				÷		+
2	+	6	÷	4	=	2
=		=		=		
5	–	2	÷	3	=	1

4.

2	x	8	÷	4	=	4
+		–		+		+
3	+	4	–	5	=	2
				÷		+
2	x	2	–	3	=	1
=		=		=		=
3	–	2	+	6	=	7

5.

5	–	3	x	4	=	8
+		x		+		+
2	+	4	÷	3	=	2
–		÷		x		÷
4	+	6	÷	2	=	5
=		=		=		=
3	–	2	x	2	=	2

6.

7	+	2	÷	3	=	3
+		x		+		+
4	÷	2	x	3	=	6
				x		÷
6	x	2	÷	4	=	3
=		=		=		=
5	+	2	–	4	=	3

TECHNIK
(Seite 95 bis 99)

. . . .

1.

Eta Gamma Delta Theta Ypsilon

2. In gerundeten Zahlen: ($\frac{1}{2}$ x 10) x (3 x 3) = 5 x 9 = 45 m. Die Formel für den Fallweg lautet: $s = \frac{1}{2} g \times t^2$ (t ist die Zeit in Sekunden, g ist die Erdbeschleunigung, rund 9,8 m/sec²).

3. $V = \frac{4}{3}\pi r^3$

4. Außen.

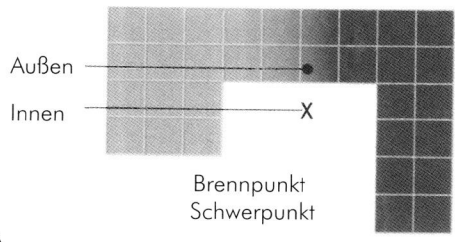

Außen
Innen ──── X
Brennpunkt
Schwerpunkt

Außenfläche ½ Entfernung vom Brennpunkt
12 x 1½   = 18
 6 x 4½   = 27
12 x 7   = 84
30 :   129 = 4⅓

Um 90 Grad drehen
12 x 2 = 24
 6 x 1 =   6
12 x 3 = 36
30 :   66 = 2⅕

5. Stärke 9 nach der Beaufort-Skala.

6. d. 61,8% Tatsächliche Größe 0,618034 der großen Platte.

7. OSO

8. a. plus oder minus (3)
b. größer als (5)
c. nicht gleich (11)
d. Quadratwurzel (9)
e. unendlich (7)

9. C in F: mit 9/5 multiplizieren und 32 addieren F in C: 32 abziehen und mit 5/9 multiplizieren
- 40 Grad Celsius
- 40 Grad Fahrenheit

10. b. 33 Grad

11. d. 1 x 63 = 216
Die Formel lautet: $B \times T^3$; B = Breite T = Tiefe
Also:
a. $2 \times 4^3 = 128$
b. $1,4 \times 5^3 = 187,5$
c. $3 \times 3^3 = 81$
d. $1 \times 6^3 = 216$
e. $1,75 \times 4,5^3 = 159,5$

12. d. Parabel

13. c. 314 cm³
$\frac{1}{3}$ Höhe x Kreis (πr^2)
$4 \times 3,14 \times 5^2 = 314$ cm³

14. 30 zu 6 oder 5 zu 1

1. Würfel	1 2 3 4 5 6
2. Würfel	1 1 1 1 1 ~~1~~
	2 2 2 2 2 ~~2~~
	3 3 3 ~~3~~ 3 3
	4 4 4 4 4 4
	5 ~~5~~ 5 5 5 5
	6 6 6 6 6 6

15. 820 cm

Lösungen zu Teil zwei

16. **44 Minuten und 27 Sekunden**
Nehmen Sie die reziproken Werte
(Beispiel: Der reziproke Wert von 2 ist $\frac{1}{2}$ = 0,5)
$\frac{1}{3}$ = 0,333
$\frac{1}{6}$ = 0,166
$\frac{1}{2}$ = 0,500
$\frac{1}{10}$ = 0,100
$\frac{1}{4}$ = 0,250
1,350
Gemeinsam würden Sie 1,35 Mauern pro Stunde bauen. Die benötigte Zeit für eine Mauer ist daher $\frac{1}{1,35}$ x 60 = 44,45 (oder 44 Minuten und 27 Sekunden)

17. So wandeln Sie um:
1 1 1 1 1 • 1 1 1
16 8 4 2 1 • $\frac{1}{2}$ $\frac{1}{4}$ $\frac{1}{8}$ = **31$\frac{7}{8}$**

18. 360 Grad : 5 = 72 Grad
180 Grad – 72 Grad = 108 **Grad**

19. **32 kg.** 20 kg + ($\frac{3}{8}$ x 32 kg)

20. Saturn

MATHEMATISCHE LOGIK
(Seite 100)

1. **12.** Es gibt zwei Serien:
6, 7$\frac{1}{2}$, 9, 10$\frac{1}{2}$, 12 (+1$\frac{1}{2}$)
23, 21, 19, 17 (-2).
2. **+17.**
3. x = 6 – (17 x 2) – (14 : 2) = 6 – 34 – 7 = **–35**
4. $\frac{64}{10}$ x $\frac{5}{8}$ = $\frac{8}{2}$ = **4.**
5. **81 Grad.**
6. 27; 96 – 69 (umgekehrte 96) = **27.**
7. **107** (54 + 53).
8. **–15½**. Bei jedem Schritt $\frac{1}{8}$ weniger. 17, 8$\frac{7}{8}$, $\frac{3}{4}$, –7$\frac{3}{8}$, –15$\frac{1}{2}$.
9. **32** (6 x 6) – (2 x 2).
10. $(3 + 2) - (16^2 - 9^2)$
5 – 175 = **–170.**

MATHEMATISCHES DENKEN
(Seite 101)

1. **Die Gesamtzeit beträgt 60 Sekunden.**
Nennen wir die Scheiben A, B und C. Braten Sie A und B auf einer Seite. Tauschen Sie B gegen C aus, und braten Sie A auf der anderen und C auf der ersten Seite. Tauschen Sie nun A gegen B, und braten Sie die zweite Seite von B und C gleichzeitig.
2. **Die Reihenfolge spielt keine Rolle.**
Ein Anzug zu 100 Euro würde 64 Euro kosten, einerlei, in welcher Reihenfolge die Rabatte in Anspruch genommen werden.
3. **66 Jahre.** 66 + 33 (1/2 von 66) + 22 (1/3 von 66) + 9 (3 x 3) = 130 = 10 x 12 + 10
4. **40 km/h**
30 km in 60 Minuten + 30 km in 30 Minuten = 60 km in 90 Minuten (das sind 40 km/h).
5. A 210 Euro B 122,50 Euro C 17,50 Euro
6. **174 Köpfe und 582 Beine**
Köpfe: 117 Vierbeiner + 57 Vögel = 174 Köpfe
Beine: 468 Vierbeiner + 114 Vögel = 582 Köpfe
7. **60 Tage** (3 x 4 x 5)
8. 9, 7, 4, 11, 14. 9 weglassen = 36;
7 weglassen = 38, 4 weglassen = 41;
11 weglassen = 34, 14 weglassen = 31
9. **2½ Pfund.** $\frac{5}{7}$ Pfund + ($\frac{5}{7}$ x 2$\frac{1}{2}$) = 2$\frac{1}{2}$
10. 70 + 75 + 80 + 85 = 310
– (3 x 100) = <u>300 –</u>
10%
11. Buchstaben des Alphabets
12. 3 zu 9,50 Euro
2 zu 5,50 Euro
13. $\frac{17 x 16 x 15 x 14 x 13 x 12 x 11 x 10 x 9 x 8 x 7}{1 x 2 x 3 x 4 x 5 x 6 x 7 x 8 x 9 x 10 x 11}$ = **12376.**
14. Einfahrt in den Tunnel = 3 Sekunden
1 km x 120 km/h = <u>30 Sekunden</u>
33 Sekunden
15. 5 x 4 = 20 + 50% = 30
$\frac{1}{4}$ x 20 = 5 + 50% = **7½.**
16. **125**
100 + 125 = 225 = 15^2
164 + 125 = 289 = 17^2
17. **7 Mitarbeiter bekamen je 35 Euro**
97 und 35 sind die einzigen Faktoren von 3395.
18. 40 Hotdogs.
19. Ich war 16 und wurde 1916 geboren.
Mein Großvater war 66 und wurde 1866 geboren.

Lösungen zu Teil zwei

TECHNISCHE AUFGABEN
(Seite 102 und 103)

1. Merkur

2. **6 Fakultät**
   6 x 5 x 4 x 3 x 2 x 1

3. Sekante

4. **6 von 36 Würfen**
   6 + 44 + 66 + 5=6
   5 + 66 + 65 + 5=36

5. Die Formel für die Oberfläche einer Kugel ist 4 πr^2

6. Quadratischer Boden und Seiten, die halb so hoch sind wie die Seitenlänge des Quadrats.

7. Kettenlinie

8. Nein. Fläche eines Ziegels: 350 x 160 mm² = 56 000 mm². Dachfläche: 6 m x 3 m = 18 m², also 18 000 000 mm².

Sie brauchen also
18 000 000 : 56 000 =
321,4 Ziegel

9. **6.** Alle Schneeflocken sind sechseckig

10. 26 Klötze – nur der mittlere Klotz wird nicht angemalt.

11. 1110111

12. Kleiner als oder gleich 4

13. r = Radius; h = Höhe; π = Pi $\pi r^2 h$

14. 37. Wenn in einem Sechseck 18 Röhren außen zu sehen sind, müssen es insgesamt 37 sein.

15. Kupfer und Zink

16. **a.** Ikosaeder

17. Stationäre Front

DEFINITIONEN
(Seite 104 und 105)

Definitionstest 1

Weiblicher Dämon	Lamia
Fettleibig	Adipös
Kräutergarten	Herbarium
Kleinod	Bijou
Übertrieben genau	Pedantisch
Feines Pergament	Velin
Warnzeichen	Bake
Ermuntern	Animieren
Ritter, Held	Paladin
Schmerzstillendes Mittel	Anodynum

Definitionstest 2

Messordnung	Ordinarium
Innewohnend, anhaftend	Immanent
Prahlen	Renommieren
Verfolgung	Persekution
Sternschnuppen	Perseiden
Erlass	Dekret
Sehr genau	Akribisch
Hämisch	Sardonisch
Bevorstehend	Imminent
Ankläger	Prosekutor

Definitionstest 3

Nach außen gerichtet	Extravertiert
Still stehend	Stationär
Überspannt	Exaltiert
Einschränkend	Restriktiv
Zurücktretend	Rezessiv
Verabreichen	Applizieren
Vernachlässigen	Negligieren
Stattlich	Statiös
Gewebe bearbeiten	Appretieren
Verneinen	Negieren

Definitionstest 4

Feinschmecker	Gourmet
Vernünftig	Rational
Tiefgründig	Profund
Gegenstück	Pendant
Äußerlich	Topisch
Sparsam	Rationell
Schlemmer	Gourmand
Klimatisch heiß	Tropisch
Reichlich	Profus
Kleinlicher Mensch	Pedant

SPRACHLICHE INTELLIGENZ
(Seite 106 und 107)

1. Sicher
2. Ineffektiv
3. Fantasie, Illusion
4. Umwinden, einhüllen
5. Düster
6. Mystisch, obskur
7. Prägnant, weitschweifig
8. Tief bewusstlos
9. Harmlos
10. Unnötige Doppelaussage
11. Passion, Hingabe
12. Normal
13. Rezessiv
14. Unsachliche Kritik
15. Aktivieren, anhalten
16. Erkrankung durch Eisenstaub
17. Spezifisch
18. Unfreundlich
19. Illusion, Schimäre
20. Singulär, konventionell
21. Römische Silbermünze
22. Panasch (Helmbusch)
23. Kopf
24. Thesaurus
25. Eientwicklung
26. Schwarm
27. Blumig, nuanciert
28. Mutter
29. Sonnenuhrzeiger
30. Tympanum

Lösungen zu Teil zwei

WÖRTER-TAUSCH
(Seite 108)

. . . .

1. Erziehung ist eine **Methode**, mit der man ein größeres **Maß** an Vorurteilen erwirbt.

2. Tsunamis beginnen als kaum wahrnehmbare **Wellen** im tiefen Meer, deren Ursache Erdbeben unter Wasser oder Vulkan**ausbrüche** sind.

3. Wir können nur dann erfolgreich geschäftlich telefonieren, wenn wir **ständig** die Gewohnheiten überprüfen, die wir uns mit der Zeit **selbst** zulegen.

4. Vor jedem **Vorstellungsgespräch** muss der Personalleiter ein klares Bild davon haben, welche Fähigkeiten der Bewerber braucht, um den Anforderungen des **Jobs** zu genügen.

5. Heute trinken die **Verbraucher** Weine, die ihnen schmecken, selbst wenn die so genannten **Kenner** immer noch altmodische **Werte** schätzen.

6. Der frühe **Vormittag** bleibt meist den **Routinearbeiten** vorbehalten; denn Termine am späten **Nachmittag** erschweren die Erledigung der eigentlichen **Tagespflichten**.

7. Die Stadtbücherei hat einen umfangreichen **Katalog**, und selbst wenn die **Präsenzbibliothek** nicht die notwendigen **Informationen** liefert, erfahren Sie, wohin Sie sich wenden können.

8. Vom **Hügel** hoch über dem **Fahrwasser** aus erscheint die Entfernung bis zur anderen Seite des **Sees** kleiner, als sie in Wirklichkeit ist.

9. Wirklich **schreckliche** Texte können ihre eigenen **Unzulänglichkeiten** transzendieren und **surrealistische Höhen** erreichen.

10. Die **Einführung** eines **Elementarunterrichts** Ende des 19. Jahrhunderts sorgte für die **Verbreitung** drittklassiger beliebter Romanschriftsteller.

MONOGRAMME
(Seite. 109 bis 111)

. . . .

1. Leonardo da Vinci
2. Arc de Triomphe
3. Pythagoras
4. Santa Claus
5. (Franklin D.) Roosevelt
6. (Winston) Churchill
7. Garibaldi
8. Beethoven
9. Tour Eiffel (Turm)
10. Columbus

WÖRTER
(Seite 112)

. . . .

1.

1. Waage
2. Pflegen
3. Öde
4. Kohle
5. Tasten/Tasten
6. Tran
7. Füllen/füllen
8. Wagen/wagen
9. Reif

2.

1. b. Rudel
2. b. Service
3. a. Herde
4. d. Klerus
5. b. Riege
6. c. Batterie
7. c. Galaxie
8. c. Archipel

VOR-WORTE
(Seite 113)

. . . .

1. Nadel
2. Fuß
3. Hart
4. Katzen
5. Korn
6. Gold
7. Filz
8. Lang
9. Auto
10. Zug
11. Kriminal
12. Gott
13. Klein
14. Stern
15. Laut
16. Sonnen
17. Haupt
18. Luft
19. Buch
20. Holz

SPRACHLICHE ÜBUNGEN
(Seite 114)

. . . .

1. Gesundheit
2. **c.** Tonsille
3. **c.** Peitsche
4. Einkommensteuer
5. Mamba
6. **b.** Kanoniere
7. Bettler
8. Sperling
9. Kenner
10. Markasit

Lösungen zu Teil zwei

VISUELLE BESTIMMUNGSÜBUNGEN
(Seite 115 und 116)

. . . .

1. **D.** Ansonsten sind die orangefarbenen Spiralen rund und die grünen eckig.
2. **D.** Der Mond hat einen schwarzen Punkt in der Mitte. Bei allen anderen liegt der schwarze Punkt außen.
3. **C.** Alle anderen haben drei identische Figuren, wenn man sie dreht. C enthält eine Figur, die das Spiegelbild der anderen beiden ist – keine Rotation.
4. **E.** Alle anderen vierseitigen Figuren enthalten zwei rote Punkte und einen blauen, und die fünfseitigen Figuren enthalten zwei blaue und einen roten Punkt.
5. **B.** Diese Figur ist ein grüner Pfeil, der auf einen blauen Stern zeigt. Alle anderen sind Paare: A und C sind rote Pfeile, die auf einen blauen Pfeil zeigen, D und E sind blaue Pfeile, die auf rote Sterne deuten.
6. **A.** In allen anderen haben die kleinen Ovale die gleiche Reihenfolge im Uhrzeigersinn. A hat diese Sequenz gegen den Uhrzeigersinn.
7. **D.** A und E sind gleich B und C, nur Rot und Grün sind vertauscht.
8. **D.** In allen anderen haben der untere und der obere Ring die gleiche Farbe.
9. **B.** Nur hier sind die zwei blauen Punkte verbunden.
10. **B.** Die Gesamtzahl der Seiten der beiden Figuren ist hier 9, bei den anderen 10.

KREATIVE SEQUENZÜBUNG
(Seite 117 und 118)

. . . .

1. Es gibt zwei Sequenzen. Bei den senkrechten Rauten bewegt sich der blaue Punkt auf und ab. Bei den waagrechten ist es der rote Punkt.

2. Die Kreise werden im Uhrzeigersinn gezeichnet. Jedes Mal kommt ein Teil hinzu.

3. Es wiederholen sich drei verschiedene Dreiecke und zwei Farben (Gelb und Purpur).

4. In jedem Stadium wird erst ein blauer, dann ein roter Punkt senkrecht und waagrecht hinzugefügt. Nur die Kombination, die im vorherigen Stadium auftrat, ist verbunden.

5. Die Figur »taumelt« in jedem Stadium um 45 Grad, und der gelbe Teil wandert jeweils im Uhrzeigersinn in eine andere Position.

6. Das orangefarbene Viereck wandert in jedem Stadium einen Platz von rechts nach links.

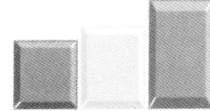

7. In jedem Stadium wandert der gelbe Kreis zwischen zwei gegenüberliegenden Ecken hin und her. Der purpurne Punkt wandert einen Platz gegen den Uhrzeigersinn, der schwarze einen Platz im Uhrzeigersinn.

8. Sie die Bälle in drei Gruppen ein, beginnend links. Von der ersten Dreiergruppe kommt man zur zweiten, indem man den blauen Ball mit dem rechts von ihm liegenden vertauscht usw., daraus folgt: blau/rot/gelb; rot/blau/gelb; rot/gelb/blau

9. In jeder Phase wird eine andere Ecke umgedreht, wobei Rot und Gelb sich abwechseln.

10. In jedem Stadium wandert der blaue Punkt, der ursprünglich in der Position 3 Uhr war, einen Platz gegen den Uhrzeigersinn weiter und wechselt den Platz mit dem Punkt unmittelbar links von ihm.

MATRIX-RÄTSEL
(Seite 119 to 120)

. . . .

1. **B.** In jeder Reihe und Spalte neigt sich die Figur um 45 Grad gegen den Uhrzeigersinn, und jede Reihe und Spalte enthält eine schwarze Figur.

2. **F.** In den Reihen und Spalten ist das dritte Quadrat eine Kombination der ersten beiden Quadrate.

3. **C.** In den Reihen und Spalten ist das dritte Quadrat eine Kombination der ersten beiden Quadrate, abgesehen davon, dass das dritte Quadrat jene Linien, die in diesen beiden ersten Quadraten in der gleichen Position erscheinen, nicht übernimmt.

4. **A.** In den Reihen und Spalten ist das dritte Quadrat eine Kombination der ersten beiden Quadrate, abgesehen davon, dass das dritte Quadrat jene Linien, die in diesen zwei ersten Quadraten in der gleichen Position erscheinen, nicht übernimmt.

5. **F.** Das dritte Quadrat übernimmt nur Elemente, die in den ersten beiden Quadraten vorkommen. Rechtecke werden jedoch zu Kreisen und umgekehrt.

Lösungen zu Teil zwei

6. **A.** In den Reihen und Spalten übernimmt das dritte Quadrat nur die Linien, die in den beiden ersten Quadraten die gleiche Position haben.

7. **F.** Das dritte Quadrat übernimmt nur Elemente, welche die beiden ersten Quadrate gemeinsam haben. Türkis wird jedoch zu Braun und umgekehrt.

8. **B.** In den Spalten ist die Zahl der Kreise im letzten Quadrat die Differenz der Gesamtzahl von Kreisen in den beiden ersten Quadraten. Wenn die zwei ersten Quadrate 4 rote und 2 blaue Kreise enthalten, erscheinen also im letzten Quadrat 2 rote Kreise.

9. **D.** Addieren Sie in den einzelnen Reihen die farbigen Kreise, und setzen Sie diese Summe ins letzte Quadrat, jedoch mit vertauschten Farben. In den Spalten addieren Sie die Farben in den beiden ersten Quadraten und setzen die Summen ins untere Quadrat.

10. **B.** In den Spalten und Reihen bewegt sich der gelbe Bogen in jedem Stadium um 90 Grad gegen den Uhrzeigersinn, während der rote sich um 90 Grad bewegt.

HEXAGONEN
(oefeningen op blz. 121 en 122)

De regel is: 1 en 2 vormen samen 3
4 en 5 vormen samen 6
maar gelijke symbolen verdwijnen

1. B	7. D
2. B	8. E
3. E	9. C
4. C	10. A
5. B	
6. B	

BUCHSTABEN UND ZAHLEN
(Seite 123)

22. In Spalte 4, Zeile 3. Buchstaben und Zahlen spiegeln sich symmetrisch in der oberen und unteren Hälfte des Schemas wider, ähnlich wie schwarze Felder in einem Kreuzworträtsel. Buchstaben in der oberen Hälfte spiegeln sich in der unteren gemäß ihrem Platz – beginnend bei A – im Alphabet wider. Auch die Buchstaben in der unteren Hälfte spiegeln sich in der oberen gemäß ihrem Platz im Alphabet wider, jedoch beginnend bei Z.

KREATIVE LOGIK
(Seite 124 bis 127)

1. **C.** Das blaue Dreieck bleibt stationär, während das grüne sich im Uhrzeigersinn um das blaue bewegt – es dreht sich um seine führende Kante.

2. **B.** Wenn in einem Kreis zwei Punkte derselben Farbe erscheinen, verschwinden sie und werden im nächsten Stadium durch zwei Punkte in unterschiedlichen Farben ersetzt.

3. **A.** In den Reihen und Spalten bestimmt der Inhalt der ersten zwei Quadrate den Inhalt des dritten: Nur wenn die gleiche Farbe in der gleichen Position erscheint, wird der Inhalt ins dritte Quadrat übertragen; aber Rot wird zu Gelb und umgekehrt.

4. **D.** Kehren Sie die Farbfolge der vorigen Figur um, jedoch ohne die vorletzte Farbe.

5. **E.** Die rote Tafel wandert in jedem Stadium einen Platz von links nach rechts, die violette Tafel wandert von rechts nach links. Die gelben und grünen Tafeln besetzen immer die Plätze, die von den violetten und roten nicht beansprucht werden.

6. **B.** Beginnen Sie im unteren linken Quadrat, und arbeiten Sie sich in der ersten Spalte nach oben; dann gehen Sie außen am Rand hinunter bis zur Mitte der untersten Reihe und dort spiralenförmig in die Mitte. Die Farben Grün, Gelb, Rosa und Blau folgen dabei immer aufeinander.

7. **C.** Das gelb-blaue Fünfeck wandert gegen den Uhrzeigersinn um das grün-gelbe herum, jeweils mit einer Seite. Im grün-gelben Fünfeck wandert der gelbe Teil in jedem Stadium im Uhrzeigersinn weiter.

8. **C.** Gehen Sie im Uhrzeigersinn vor, und ersetzen Sie folgendermaßen Orange durch Blau: Sie lassen dabei keine, eine, zwei usw. orangefarbene Linien aus.

9. **C.** Es entsteht ein Quadrat, wenn Sie oben links abwechselnd eine orangefarbene und dann eine blaue Linie hinzufügen und dabei die schon vorhandenen Linien gegen den Uhrzeigersinn weiterschieben.

10. **E.** Es gibt zwei Formen von Dreiecken und zwei Farben (Rot und Gelb).

11. **D.** Violett und Rosa wechseln sich ab. Die violetten Röhren werden kleiner, die rosafarbenen werden größer.

12. **A.** Die blaue Linie wandert in jedem Stadium gegen den Uhrzeigersinn um eine Seite weiter, die grüne Linie um eine Seite im Uhrzeigersinn.

13. **B.** Alle Linien werden nach vorne ins dritte Quadrat befördert. Das gilt für Spalten und für Reihen. Wenn jedoch in den ersten beiden Quadraten zwei Linien in der gleichen Position erscheinen, werden sie blau – und umgekehrt.

14. **D.** Betrachten Sie die Reihen von Quadraten. Die Sequenz lautet: obere linke Ecke, Rot/Blau/Grün; obere rechte Ecke, Schwarz/Rosa; untere linke Ecke, Gelb, Violett, Rot; untere rechte Ecke, Türkis/Braun.

15. **E.** Benennen Sie die Punkte in jeder Figur in: Mitte, Nord, Süd, Ost und West. Benennen Sie die Diagramme mit 1, 2 und 3. In den Diagrammen 1 und 2 vertauschen sich die Ost- und die Mitte-Punkte. In den Diagrammen 2 und 3 vertauschen sich die Süd-Punkte und die Mitte-Punkte. Daher muss sich in Diagramm 3 der West-Punkt mit dem Mitte-Punkt austauschen, um das Muster fortzusetzen. Da die Mitte- und West-Punkte in Diagramm 3 beide rot sind, ebenso wie in Diagramm E, lautet die Lösung E.

16. **B.** Jedes Farbpaar tauscht abwechselnd die Plätze. Das letzte Paar, das die Plätze tauscht, ist Pik/Karo.

FARBEN, KREISE, QUADRATE, FÜNFECKE
(Seite 128 und 129)

1. **D.** Rosa wandert im Uhrzeigersinn um einen Winkel weiter. Grün wandert gegen den Uhrzeigersinn um zwei Winkel weiter. Blau wandert im Uhrzeigersinn um zwei Winkel weiter.

2. **B.** A–B–C wiederholt sich. D ist also gleich A, E ist gleich B, F ist gleich C.

3. **E.**

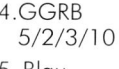

	B	R	G
A	2	1	1
B	1	2	1
C	2	2	-
D	1	2	1
E	2	1	1

4. GGRB
   5/2/3/10

5. Blau.

6. **J.**
   A–F
   B–E
   C–K
   D–G
   H–I

7. **D.** In jeder Reihe wird das linke Quadrat zum mittleren addiert. Identische Symbole werden entfernt. So entsteht das dritte Quadrat.

8. **B.** Zwei blaue Punkte werden zu zwei rosa Punkten, zwei grüne zu zwei blauen, zwei rosa zu zwei grünen.

9. **D.** Die Reihenfolge ist G R B R B B im Uhrzeigersinn; diese Figur hat G R B R B.

10. **B.** Grün wandert zwei Winkel gegen den Uhrzeigersinn weiter. Blau wandert zwei Winkel gegen den Uhrzeigersinn weiter. Rosa wird zu Grün, zu Blau, zu Rosa, zu Grün usw. Gelb wandert drei Winkel im Uhrzeigersinn weiter.

SYMBOLE, SCHEMATA UND ANDERES
(Seite 130 und 131)

1. **E.**
2. **2B.** Ein Punkt fehlt.
3. **D.** A ist gleich E, B ist gleich G, C ist gleich F.
4. **E.**
5. **D.** Jeder Kreis entsteht, indem man die Symbole in den beiden unteren Kreisen zusammenfügt und identische Symbole entfernt.
6. **2B.** Ein Punkt fehlt.

ANALYTISCHE RÄTSEL
(Seite 132 und 133)

A	1	1	1	1
1	2	3	4	4
	2	5	9	13 **B**

1. **13 Wege.** Beginnen Sie bei A, und markieren Sie das A mit 1, weil es von dort aus nur einen Weg gibt. Schreiben Sie eine 1 an jede Ecke, von der aus es nur einen Weg zu A gibt. Schreiben Sie eine 2 in jede Ecke, zu der Sie auf zwei verschiedenen Wegen gelangen. Wenn Sie so weitermachen, sehen Sie, dass die Zahl in jeder Ecke die Summe der Zahlen entlang den Wegen ist, die zu dieser Ecke führen.

2. **12 cm.** Nach Pythagoras gilt:
   $z^2 + y^2 = x^2$, also
   y = Wurzel aus $(x^2 - z^2)$
   = Wurzel aus $(13^2 - 5^2)$
   = Wurzel aus $(169 - 25)$
   = Wurzel aus 144
   = 12

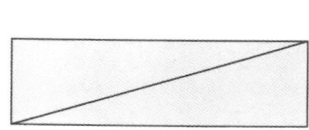

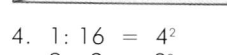

3. **56**

4.
1: 16	= 4^2
2: 9	= 3^2
3: 4	= 2^2
4: 1	= 1^2
30	30

5. 24

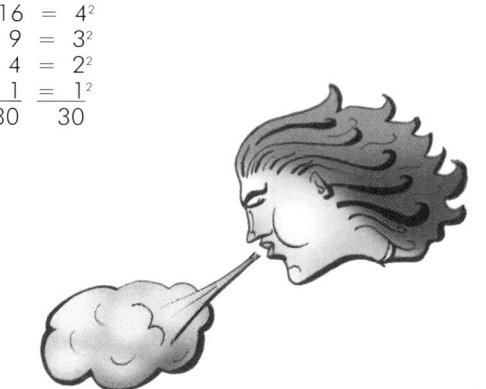

Lösungen zu Teil zwei

RÄUMLICHES VORSTELLUNGSVERMÖGEN
(Seite 134 bis 138)

· ·

1. **B.** Alles, was vorher innen war, wandert nach außen; außerdem werden aus roten Dreiecken blaue Kreise und umgekehrt.

2. **D.** Die Farben wechseln die Seiten wie in der ursprünglichen Analogie.

3. **B.** Jedes Teil ist ein Spiegelbild des gegenüberliegenden Teils, jedoch mit vertauschten Farben.

4. **A.** Formen und Farben wechseln die Seiten wie in der ursprünglichen Analogie.

5. **D.** Jeder Kreis hat einen Partner, der um 90 Grad gedreht ist.

6. **B.** Die große Figur dreht sich um 180 Grad im Uhrzeigersinn, und die kleinere Figur wandert nach oben.

7. **D.** Die anderen Figuren haben rechts doppelt so viele Äste wie links.

8. **C.** Nur hier ist die gelbe Perle zwischen zwei grünen.

9. **A.** Nur diese Figur ist kein Spiegelbild der Quadrate über und unter ihr.

10. **C.** Im unteren Großkreis sind alle kleinen Kreise Spiegelbilder eines der Kreise im oberen Großkreis.

11. **D.** B und E sind gleich, nur Blau und Grün sind vertauscht. Bei A und C sind nur Blau und Rot vertauscht.

12. **C.** Rote Linien werden grün, blaue Linien werden rot gepunktet (siehe unten).

13. **C.** Die anderen Figuren sind gleich, aber gedreht.

14. **C.**

15. **D.** Die Punkte wechseln die Farbe wie in der ersten Analogie: Braun wird Dunkelblau, Grün wird Hellblau, Rot wird Gelb.

16. **9.** Alle anderen haben ein Spiegelbild, bei dem nur die Farben vertauscht sind.

17. **E.** Jede waagrechte und senkrechte Reihe enthält je eines der drei verschiedenen Muster.

18. **A.** Die beiden Hälften der Figur tauschen nur die Plätze.

19. **B.** Der Abschnitt, der dem Dreieck und dem Rechteck gemeinsam ist, muss Grün sein, nicht Rot.

20. **A.** Bei allen anderen Figuren hat der größte Kreis die gleiche Farbe wie der kleinste in der Mitte.

21. **G.** Alle anderen Figuren haben insgesamt fünf rote und fünf blaue Seiten.

22. **A.** Betrachten Sie jede der drei Reihen in den Fünfecken separat. In der obersten Reihe ist das Muster Grün, Orange, Grün, Orange. Daher brauchen Sie im nächsten Fünfeck oben einen grünen Punkt. In der mittleren Reihe ist die Folge Blau, Orange, Orange, Grün, Blau, Blau, Orange, die nächste Farbe muss wieder Orange sein. In der unteren Reihe lautet die Folge Grün, Blau, Blau, Orange, Grün, Blau, Blau, Orange – die nächsten Farben sind Grün, Blau.

23. **D.** Bei B ist die Farbfolge von C umgekehrt, bei A ist die Farbfolge von E umgekehrt.

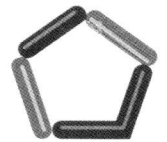 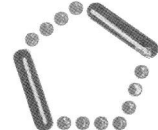

BILLARDSPIELE
(Seite 139)

· ·

1.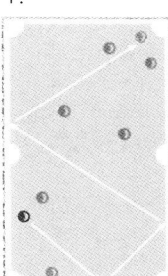

2.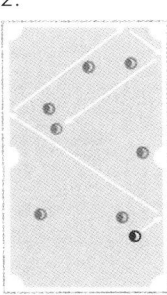

3.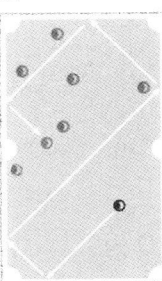

Index

Bildnachweis

Quarto möchte sich bei all denjenigen bedanken, die Bilder für die Veröffentlichung in diesem Buch bereitgestellt haben:
Legende: u = unten, o = oben, l = links, r = rechts.
p8 KH Fung, Science Photo Library. **p10** Decade3d, Shutterstock.com. **p13** Kon, Kateryna, Shutterstock.com. **p14** Allen, Steve, Shutterstock.com. **p15** Stihii, Shutterstock.com. **p16** Meyer, Maggie, Shutterstock.com. **p17** Grain, John. **p18** Travelview, Shutterstock.com. **p19** Cookie Studio, Shutterstock.com. **p20** Devolle, John, Getty Images. **p22** ZGPhotography, Shutterstock.com. **p23** Seaonweb, Shutterstock.com. **p25** Designua, Shutterstock.com. **p26** Cancemi, Giovanni, Shutterstock.com. **p28** Ilusmedical, Shutterstock.com. **p31** Nada Girl, Shutterstock.com. **p33** Photokrat, Shutterstock.com. **p34 o nach u, l nach r** Binh Thanh Bui, Shutterstock.com. Bonchan, Shutterstock.com. Eftimov, Kalin, Shutterstock.com. Khumthong, Shutterstock.com. Nattika, Shutterstock.com. Zijilstra, Shutterstock.com. UR, Tim, Shutterstock.com. Panyacharoen, Nipaporn, Shutterstock.com. MasterQ, Shutterstock.com. Dionisvera, Shutterstock.com. Koosen, Shutterstock.com. Photolinc, Shutterstock.com. Eelnosiva, Shutterstock.com. Ozmen, M Unal, Shutterstock.com. Fischer, Irina, Shutterstock.com. Mladich, Yulia, Shutterstock.com. Fastov, Kostiantyn, Shutterstock.com. Hongyan, Jiang, Shutterstock.com. Gresei, Shutterstock.com. Xpixel, Shutterstock.com. **p35 o nach u, l nach r** Kinney, Brian, Shutterstock.com. Africa Studio, Shutterstock.com. Oksana, Ermak, Shutterstock.com. Ivoha, Shutterstock.com. Popova, Olga, Shutterstock.com. Visivastudio, Shutterstock.com. Bigacis, Shutterstock.com. K, Nataliia, Shutterstock.com. Billion Photos, Shutterstock.com. **p36** Andriano.cz, Shutterstock.com. Kaulitzki, Sebastian, Shutterstock.com. **p37** Colnihko, Shutterstock.com. **p39** Vision, Mammut, Shutterstock.com. **p72 t** Perugini, William, Shutterstock.com. **b** Davidovich, Natalia, Shutterstock.com.
Alle anderen Fotos und Illustrationen unterliegen dem Copyright von Quarto. Es wurden alle Bemühungen unternommen, allen Beteiligten zu danken. Für Fehler und Auslassungen bitten wir uns zu entschuldigen.

Literaturverzeichnis

Greenfield, Susan, Brain Story, DK Publishing (2001)/BBC Consumer Publishing (2000).
Hancock, Jonathan, Maximize Your Memory, Reader's Digest (2000)/David & Charles (2000).
Ornstein, Robert, The Right Mind: Making Sense of the Hemispheres, Harvest Books (1998).
Reber, Arthur S., The Penguin Dictionary of Psychology, Penguin USA (1996)/Penguin Books (1995).